MiCROSCOPi

MiCROSCOPi

Collana diretta da Massimo Temporelli

Che cosa fa la scienza? Che limiti ha la tecnologia? Come stanno cambiando la società e il nostro mondo?... La collana *Microscopi* prova a rispondere a queste e altre domande in modo brillante e non accademico.

Un taglio agile e disincantato, un linguaggio alla portata di tutti, autori giovani e vicini al mondo della ricerca: ecco i tratti salienti di una collana per informarsi in modo veloce ed efficace sui principali argomenti della scienza e della tecnologia. Quelli che stanno sempre di più cambiando la nostra vita.

I titoli della collana *Microscopi* si articolano in diversi filoni legati ai temi della divulgazione scientifica, delle frontiere tecnologiche e delle sue applicazioni, delle biografie di scienziati, inventori e movimenti, delle idee e delle scoperte che hanno segnato la storia dell'umanità.

Enrica Battifoglia

Rita Levi Montalcini

L'irresistibile fascino del cervello

EDITORE ULRICO HOEPLI MILANO

via Hoepli 5, 20121 Milano (Italy)
tel. +39 02 864871 – fax +39 02 8052886
e-mail hoepli@hoepli.it

www.hoepli.it

ISBN 978-88-203-8478-4

Ristampa:

4 3 2 1 0 2018 2019 2020 2021 2022

Progetto editoriale e realizzazione: Maurizio Vedovati – Servizi editoriali (info@iltrio.it)
Copertina: Sara Taglialegne
Immagine di copertina: Mondadori@GettyImages

Stampa: L.E.G.O. S.p.A., stabilimento di Lavis (TN)

Printed in Italy

SOMMARIO

Nella vita non bisogna mai rassegnarsi, arrendersi alla mediocrità, bensì uscire da quella "zona grigia" in cui tutto è abitudine e rassegnazione passiva. Bisogna coltivare il coraggio di ribellarsi.

Rita Levi Montalcini, *La clessidra della vita*

INTRODUZIONE

Dai tempi del laboratorio arrangiato in camera da letto, dove da giovane era costretta a lavorare a causa delle leggi razziali, gli ostacoli non sono mai stati un problema per Rita Levi Montalcini. Non l'hanno fermata né tantomeno spaventata quando si è trattato di realizzare i suoi progetti e di concretizzare i suoi sogni, quelli che nel 1986 l'hanno portata al Nobel e che qualche decennio più tardi le hanno fatto affermare con naturalezza: "Ho cento anni e ritengo di lavorare con più intensità, anche a livello sociale."

Alla sua scoperta, quella del fattore di crescita delle cellule nervose (NGF), Rita Levi Montalcini ha dedicato tutta la sua vita e fu ricambiata con un crescendo di sorprese, tanto che circa trent'anni dopo avere individuato la molecola e in occasione del suo ottantesimo compleanno affermò: "I miei ottant'anni coincidono con un nuovo fermento di attività; si apre un periodo nuovo per me e per la ricerca su nuove, fino a ora insospettate, caratteristiche del fattore di crescita delle cellule nervose." Con il tempo, infatti, erano emersi aspetti nuovi di quella molecola, fino a renderla un "meraviglioso tuttofare" coinvolto nello sviluppo del sistema nervoso, implicato in quello endocrino e in quello immunitario, importante per lo sviluppo dell'individuo come per quello della specie umana e perfino in grado di fare luce su fenomeni da sempre sfuggiti a ogni formula biochimica, come l'innamoramento.

La ricerca fu la sua vera passione e le diede una determinazione unica, al punto che qualcuno l'ha definita la "signora di ferro della scienza italiana". La forza e la tenacia del suo carattere eclissavano, infatti, il suo aspetto gracile, impresso nella memoria di tutti insieme alle onde della sua capigliatura candida.

Capitolo I

LA RITA NON SA DARE UN BACIO

No, decisamente non l'aveva immaginato così, ma nonostante tutto non avrebbe potuto sperare in niente di meglio. Lavorare in un laboratorio era diventato soltanto da poco il suo sogno e forse, se le cose fossero andate diversamente, avrebbe studiato filosofia. Chissà. Difficile dirlo quando non si è completamente liberi di scegliere.

Rita era contenta di essere lì, e questo era un dato di fatto. Era la primavera del 1932, ma il laboratorio dell'Istituto di anatomia dell'Università di Torino era ancora decisamente freddo, sebbene non gelido come la biblioteca, dove il suo professore faceva tenere la temperatura sui dodici gradi per scoraggiare gli "sfaticati" e gli "impiastri." Il suo professore si chiamava Giuseppe Levi e non aveva il carattere migliore del mondo. Lo temevano tutti, le timide matricole e i "fagioli", come venivano chiamati gli studenti del secondo anno. I suoi scatti di collera e il suo linguaggio senza mezzi termini sono probabilmente rimasti scolpiti nella memoria di ogni suo allievo. Le parole "somaro", "imbecille" e "impiastro" le usava così di frequente da non considerarle nemmeno offensive. Erano solo un modo con cui esprimeva la sua disapprovazione, probabilmente animato dagli stessi sentimenti che in famiglia lo portavano a urlare "Non fate malagrazie!" se i suoi figli combinavano qualche pasticcio a tavola, e ancora "Non fate sbrodeghezzi!", "Non fate potacci!". Sua figlia, Natalia Ginzburg, ne dà un ritratto vivacissimo in *Lessico famigliare*, descrivendo i suoi urlacci, "tonanti" quanto le sue risate. Era un uomo imponente e intimidiva chi gli stava accanto, anche se i suoi folti capelli rossi gli avevano fatto guadagnare tra gli studenti il nomignolo di LeviPom, dove "Pom" stava per "pomodoro." Era temuto, indubbiamente, ma il sentimento che prevaleva era un grande rispetto per la sua competenza e il suo valore scientifico. Molti anni più tardi, Rita Levi Montalcini dirà di lui: "Aveva per la ricerca un rispetto morale, che mi auspico di trovare anche negli scienziati di oggi."

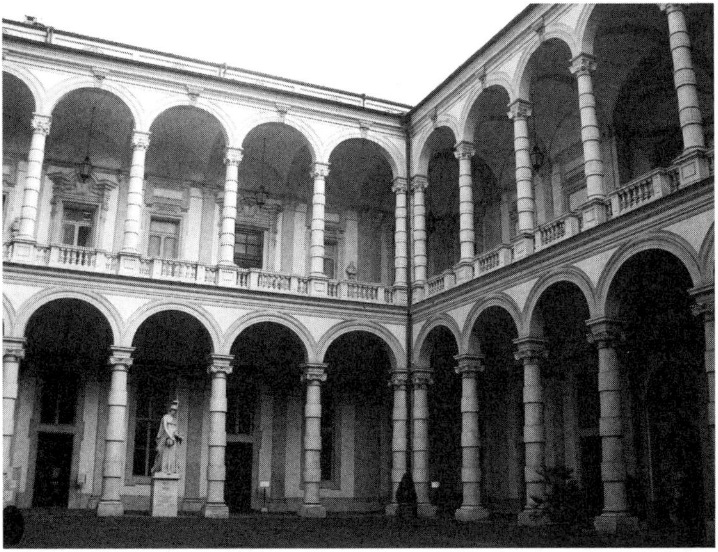

Figura 1.1 – Il cortile dell'Università di Torino. *Fonte*: Franco56, Wikipedia.

Nato a Trieste nel 1872, Giuseppe Levi si era laureato in biologia nel 1895 a Firenze, dove la sua famiglia si era trasferita dopo la morte del padre. In questo periodo aveva cominciato a studiare le cellule nervose, mettendo a confronto la loro forma, la loro organizzazione e le proprietà biologiche in specie diverse. Era un tema nuovo e avvincente, che sapeva di futuro e nel quale Giuseppe Levi era destinato a diventare un'autorità. Dopo un breve periodo in Germania, nell'Istituto di anatomia dell'Università di Berlino, nel 1900 era tornato a Firenze come assistente dell'anatomista ed embriologo Giulio Chiarugi. Nove anni più tardi era stato incaricato dell'insegnamento di anatomia umana normale presso l'Università di Sassari, dove era rimasto fino al 1914, per poi trasferirsi all'Università di Palermo. Con l'inizio della Grande Guerra si era arruolato volontario e aveva combattuto sul Carso come maggiore medico, prima di arrivare a Torino nel 1919 come direttore dell'Istituto di anatomia. Era un pioniere nelle colture in vitro dei tessuti, così come nelle ricerche sullo sviluppo embrionale e sulla plasticità delle cellule nervose: si trattava di ricerche davvero all'avanguardia, considerando i pochi strumenti, quasi artigianali, che fino ad allora erano stati disponibili per studiare la forma e il comportamento di oggetti minuscoli come le cellule.

All'epoca, scriverà Rita Levi Montalcini, "l'istologia era un'arte più che una scienza, poiché non si disponeva delle tecniche altamente elaborate di oggi". Basti pensare che il microscopio elettronico era stato inventato soltanto nel 1931 e che allora questo strumento rivoluzionario non era che un prototipo. Il primo microscopio elettronico sarebbe entrato in commercio e nei laboratori soltanto nel 1938. Tuttavia, con gli strumenti che aveva a disposizione, Giuseppe Levi era riuscito a raggiungere risultati davvero notevoli: aveva studiato le strutture delle cellule esterne al nucleo che funzionano come centraline energetiche, i mitocondri, aveva osservato i cambiamenti che avvengono nei tessuti quando invecchiano e, soprattutto, non aveva mai smesso di dedicarsi all'analisi comparata delle cellule nervose. Proprio queste ultime ricerche lo avevano portato a stabilire, con una legge che porta il suo nome, che il numero delle cellule nervose è analogo in tutti i mammiferi, mentre la loro dimensione varia al variare delle dimensioni dell'animale.

Fu nel bel mezzo di questi studi che il "maestro", come lo chiamavano i suoi studenti, assegnò a una delle sue studentesse più giovani, Rita, il compito di determinare se le cellule nervose fossero presenti nello stesso numero e con una distribuzione analoga nei vertebrati, a partire dai topi. In particolare, si trattava di controllare se il numero dei gangli nervosi, che si aggirava fra diecimila e ventimila, fosse uguale o meno nella stessa nidiata e in nidiate diverse.

Per questo, con gli occhi fissi al microscopio, Rita continuava a osservare il midollo spinale degli embrioni di topo per contare, sui lati, quelle innumerevoli e minuscole protuberanze ovali che erano i gangli nervosi. Doveva contarli a uno a uno... ma con quali garanzie di precisione? Come verificare che il numero fosse corretto e che, in un momento di stanchezza, gli occhi non le avessero giocato uno scherzo? Nessuno avrebbe potuto controllare, se non a patto di ricominciare da zero quel lavoro "tediosissimo" e alienante.

Un lavoro inutile, per molti suoi compagni di corso, che ammettevano senza problemi di inventare i numeri di sana pianta: una sincerità che stupiva Rita. Lei i gangli nervosi li contava davvero, anche se con la consapevolezza che il suo conteggio non avrebbe mai potuto avere la precisione necessaria. Per sua cugina Eugenia era la stessa cosa: come Rita, contava e ricontava e, per fortuna, nulla al mondo le avrebbe tolto la voglia di sorridere. Eugenia accolse con un bellissimo sorriso spigliato anche un ex studente di Levi, passato a Torino per salutare il suo "maestro", quando questi si avvicinò a lei e a Rita sussurrando: "Terminata questa ricerca potreste iniziarne un'altra non meno interessante di quella che state portando avanti. Potreste, con l'aiuto di una scala, contare tutte le foglie che ci sono sui rami dei due platani di fronte alla finestra e scrivere poi una breve nota con il resoconto dei vostri conteggi del numero delle foglie dell'albero di sinistra e di quello di destra."

Anni più tardi Rita Levi Montalcini osserverà che l'oggetto di quella ricerca era "molto meno futile" di quanto molti ritenessero. L'obiettivo del suo "maestro" era capire se a determinare la quantità dei gangli nervosi fosse la genetica oppure l'ambiente. Un obiettivo altamente ambizioso, che probabilmente precorreva i tempi e di sicuro era troppo avanzato rispetto agli strumenti dei laboratori di allora. "Le tecniche di cui disponevamo erano troppo primitive" dirà mezzo secolo più tardi, ma nel 1932 Rita era una ragazza di soli ventitré anni che stava realizzando il suo sogno e che vedeva in quel lavoro impossibile una nuova sfida da accogliere. Nonostante tutto, per lei essere lì era un'enorme conquista.

L'iscrizione all'università, per di più in una facoltà come quella di Medicina, quasi mai scelta dal sesso femminile, se l'era guadagnata duramente sfidando la sua famiglia "vittoriana", come la definirà in futuro, nella quale le donne avevano un unico destino possibile: diventare mogli devote e madri premurose, magari colte e appassionate di arti, ma niente di più. Soprattutto, secondo la sua famiglia, mai e poi mai le donne avrebbero potuto intraprendere un lavoro maschile come la carriera medica né, peggio ancora, la ricerca scientifica. Nonostante questo, nella sua casa di Torino, in corso Vittorio Emanuele, regnava quella che Rita definiva "una meravigliosa atmosfera di famiglia, piena di amore e dedizione reciproca" e ricca anche di un grande amore per la cultura. Tuttavia, quando si trattava di prendere decisioni la parola spettava al padre in quanto capofamiglia. Suo padre si chiamava Adamo Levi.

Nella sua autobiografia, scritta nel 1986 in occasione della cerimonia di consegna del premio Nobel per la medicina, Rita lo descriverà come "un ingegnere elettrotecnico e un abile matematico". Un ritratto necessariamente sintetico, forse un po' asettico rispetto a quello che nella stessa occasione aveva fornito della madre, "una pittrice di talento e una persona splendida". Di lei Rita Levi Montalcini conserverà sempre un ricordo dolcissimo, come dei suoi baci e dei suoi sorrisi. Rita è sempre stata molto affezionata a tutta la sua famiglia, anche nei lunghi anni in cui lavorò oltreoceano. Era molto legata al fratello Gino, di sette anni più grande e diventato "uno dei più noti architetti italiani": uno dei ricordi più vivi di lui è l'odore della plastilina che modellava da bambino e che pervadeva la casa. Così come era legata alla sorella Anna, Nina per la famiglia, di cinque anni più grande. Nina amava leggere ed era un'appassionata dei libri di Selma Lagerlöf, la scrittrice svedese che nel 1909 fu la prima donna a vincere il Nobel per la letteratura: il suo entusiasmo, racconterà Rita molti anni più tardi, "era contagioso al punto che avevo deciso di diventare una scrittrice e di raccontare una saga italiana à la Lagerlöf". Tuttavia, poi le cose avrebbero preso una direzione diversa. Rita era legatissima anche a Paola, la sua gemella, appassionata di pittura e scultura. Erano nate il 22 aprile 1909 ed erano le più piccole della famiglia. Di lei parlerà sempre con grande affetto: la considerava "la persona più eccezionale" che avesse mai conosciuto. Con lei condivise per molti anni la casa romana di via di Villa Massimo, con la bella terrazza il cui pavimento era stato decorato dai mosaici disegnati da Paola. "È stata davvero una grande artista" dirà Rita molti anni dopo averla perduta "e una donna dalle grandi capacità non solo intellettuali, ma anche umane. L'ho sempre adorata, dal giorno in cui siamo nate fino a quando il suo polso si è fermato sotto la mia mano, il 29 settembre 2000."

Il legame che le aveva sempre unite era fortissimo e profondo, proprio per questo talvolta difficile da afferrare in pieno. Eppure, erano senza dubbio molto diverse: "Mia sorella" raccontava Rita Levi Montalcini, ormai avanti negli anni "era molto legata a mio padre. Io invece più a mia madre. Con lei il legame era meraviglioso." D'altro canto, la propensione di Paola per l'arte non le aveva mai procurato conflitti in famiglia ed era bene accetta al padre. Per Rita, invece, le cose non erano altrettanto semplici: ciò che la legava a lui era un rapporto tanto profondo quanto tormentato. Fin da bambina qualcosa aveva disturbato anche le manifestazioni di affetto più semplici e spontanee; i baffi foltissimi di cui Adamo Levi andava fiero, per esempio, la infastidivano terribilmente. Se in futuro vedrà nei baffi un modo per "mettere in risalto i caratteri sessuali secondari" allo scopo di "sottolineare la differenza dei ruoli" maschile e femminile, da bambina provava una "repulsione" profonda, al punto che ogni volta che suo padre la prendeva sulle ginocchia o quando era il momento della buonanotte lei voltava la testa e spediva il suo bacio in aria. Adamo Levi era costretto ad arrendersi quasi subito: non c'era niente da fare e, con "marcato disappunto", finiva col ripetere: "La Rita non sa dare un bacio. Preferisce baciare l'aria invece che suo padre", una frase rimasta scolpita nella memoria della bambina e che probabilmente le lasciò un misto di amarezza e rammarico. Tuttavia, lei era fatta così e fin dai primissimi anni della sua vita era stata insofferente a qualsiasi cosa percepisse come un ostacolo alla realizzazione delle sue aspirazioni.

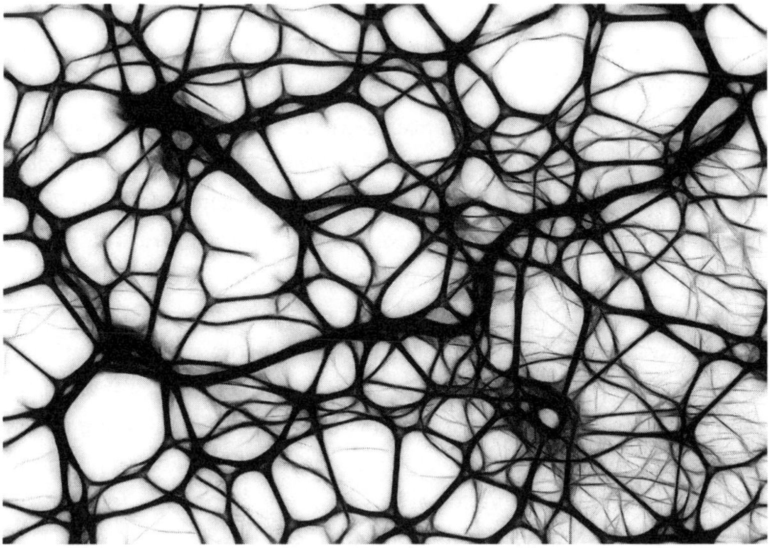

Figura 1.2 – Neuroni. *Fonte*: Pixabay.

"Sono stata una bambina molto infelice perché la mia famiglia era autoritaria" racconterà molto tempo dopo in un'intervista. Della sua infanzia ricordava le angosce che nascevano dalla sua grande timidezza, dalla sfiducia in se stessa e dalle tante paure, da quella dei mostri che avrebbero potuto saltare fuori dal buio a quella degli adulti in generale e di suo padre in particolare. Se è vero che era timida e schiva, è altrettanto vero che era determinata: lei stessa confesserà che fin da quando era molto piccola non vedeva di buon occhio il matrimonio, tanto che all'età di nove anni aveva dichiarato apertamente di non essere interessata a un futuro da buona moglie o madre, ossia al futuro che il padre avrebbe voluto per lei. Era un solco, quello che la divideva da lui, che di anno in anno sarebbe diventato sempre più profondo. "Non sono potuta andare alle scuole superiori, ma ho studiato da sola. Era una cosa che non sopportavo e che mi rendeva molto infelice" dirà più tardi. "Alla mia scelta di voler studiare mio padre obiettava che per una donna non era necessario essere un professore, ma io mi sono opposta, volevo essere libera nella mia scelta." Per tre anni aveva sperato nel permesso del padre a iscriversi all'università, ma inutilmente. Soltanto un grande dolore le aveva dato la forza di ribellarsi e andare avanti.

La doccia fredda era arrivata insieme a una lettera del medico di famiglia, scritta dopo avere visitato la governante Giovanna, da giorni sempre più pallida e senza forze: "Giovanna Buatto, da me visitata, presenta tutti i sintomi di una grave malattia. Temo si tratti di cancro allo stomaco. È urgente il suo ricovero in ospedale." Figlia di contadini, Giovanna aveva lasciato Rivarossa, il paesetto non lontano da Torino dove abitava con la sua famiglia, quando era ancora molto giovane. Se ne era andata per sfuggire al padre "duro e manesco" e aveva cominciato a lavorare a casa Levi Montalcini prima della nascita di Rita e Paola. All'epoca della lettera del medico, Giovanna aveva quarantacinque anni.

Dopo tanto tempo e grazie al suo carattere dolce, Giovanna era diventata uno degli "angeli" dell'infanzia di Rita, insieme alla mamma e alla zia Anna. Per Rita la notizia della malattia era insopportabile e lo era ancora di più non potere fare nulla per salvarla. Così decise che avrebbe studiato medicina e che sarebbe riuscita a convincere suo padre e ad avere la sua autorizzazione. Lo dichiarò prima di tutto alla mamma, che la spinse a parlare con lui. Quando Rita affrontò l'argomento, Adamo Levi non si oppose: "Se questo è veramente il tuo desiderio non te lo impedisco, anche se ho molti dubbi sulla tua scelta" fu la sua risposta. All'inizio dell'autunno del 1930 Rita era pronta per entrare nel "lugubre e solenne" anfiteatro dell'Istituto di anatomia di Corso Massimo D'Azeglio e nel novembre dello stesso anno Giovanna se ne andava.

La vita di Rita cambiò radicalmente, con le lezioni da seguire, le nuove amicizie, le esercitazioni in laboratorio e gli insegnamenti del suo "maestro" Giuseppe Levi. Due anni dopo il suo ingresso all'università, a tenerla tante ore china sul microscopio era l'istologia, la disciplina che studia i tessuti, analizzandone e descrivendone le caratteristiche sia nelle condizioni naturali sia in quelle alterate dalla malattia. Era stata la possibilità di fare questi confronti a rendere l'istologia una disciplina importante per la medicina come per l'embriologia: era la chiave per studiare tutte le trasformazioni che avvengono durante lo sviluppo di un individuo e che, nella vita embrionale, gettano le basi delle sue caratteristiche al momento della nascita e nella vita adulta. Studiare i tessuti significava osservarli al microscopio, come Rita faceva con il tessuto nervoso degli embrioni di topo, preparandoli sulla base di precise "ricette" che gli studenti si scambiavano volentieri. Preparare un tessuto significava trattarlo in modo da conservare inalterata la sua struttura e poi sezionarlo in sottilissime fettine, che venivano colorate e posizionate sui vetrini per osservarle al microscopio. Tutto ciò non era per niente facile: le tecniche ancora rudimentali di quel periodo dipendevano molto dall'abilità manuale dei ricercatori. Per questo, scriverà Rita Levi Montalcini, "l'istologia era un'arte più che una scienza". Per lo stesso motivo i preparati degli studenti più giovani, come lei, molto spesso venivano bollati impietosamente come "pasticci". Probabilmente Rita portò con sé per molto tempo questo spirito di artigiana della ricerca, anche quando lavorò nei laboratori più all'avanguardia.

■ L'istologia

L'istologia (il cui nome deriva dai termini greci *histos*, "tessuto", e *logos*, "conoscenza") è la disciplina che studia i tessuti e ne descrive le caratteristiche a livello microscopico. Per questo motivo il suo sviluppo è andato avanti di pari passo con quello del microscopio, la cui invenzione risale al periodo compreso fra la fine del XVI secolo e l'inizio del XVII.

Un passo fondamentale era avvenuto nel 1673, quando il commerciante di tessuti olandese Antoni van Leeuwenhoek (1632-1723) aveva perfezionato la tecnica di costruzione delle lenti per poter esaminare al meglio la qualità della merce che acquistava. Le sue erano le lenti più potenti mai costruite e, delle cinquecento che aveva fabbricato nella sua vita, almeno venticinque erano dedicate ai microscopi. Erano state sue le prime descrizioni degli insetti, così come quelle degli anfibi e poi del corpo umano, in particolare delle arterie e delle vene. Il suo più grande merito è stato quello di avere aperto la strada a sviluppi fondamentali, come l'opera *Micrographia*, pubblicata nel gennaio 1665 dall'inglese Robert Hooke (1635-1703), uno dei grandi "filosofi della natura" del XVII secolo. Il libro, considerato una delle pietre miliari della scienza nata dalle osservazioni fatte al microscopio, descriveva insetti e piante esaminati con lenti di tipo diverso e introduceva il termine "cellula". Negli stessi anni l'italiano Marcello Malpighi (1628-94) aveva messo a punto uno dei primi microscopi dedicati allo studio della biologia e aveva fornito la prima descrizione della struttura microscopica dei polmoni, rivelando la presenza degli alveoli e dei vasi sanguigni sottili come capelli, che chiamò "capillari". Ad avvicinare l'osservazione microscopica dei tessuti all'anatomia, e poi alla medicina, era stato il francese Xavier Bichat (1771-1802), che nella sua breve esistenza era riuscito a dare un contributo fondamentale: senza utilizzare il microscopio aveva descritto la struttura di ben ventuno tessuti.

C'erano a questo punto tutte le basi per dare vita a una disciplina autonoma e il termine "istologia" fu coniato nel 1819 dall'anatomista e fisiologo Karl Mayer (1787-1865).

Qualche anno più tardi un altro tedesco, l'anatomista e fisiologo Johannes Müller (1801-58), incoraggiò fortemente i suoi studenti a usare il microscopio e nel 1838 descrisse una malattia sulla base dell'istologia nell'opera *Sulle caratteristiche naturali* e *strutturali del cancro*. Nel 1852 lo svizzero Rudolf Albert von Koelliker (1817-1905) pubblicava uno dei testi di riferimento dell'istologia, il *Manuale di Istologia per i medici* e *gli studenti*. Inoltre, Jan Evangelista Purkyně (1787-1869), nato in Boemia (l'attuale Repubblica Ceca), aveva introdotto nel 1848 un nuovo strumento, il microtomo, che permetteva di preparare sottilissime sezioni di tessuto in modo da migliorarne l'osservazione al microscopio. Nel frattempo venivano introdotte sostanze importanti per preparare i campioni di tessuto, come la formalina, la paraffina e diversi tipi di coloranti.
A partire dalla metà del XX secolo l'istologia ha fatto grandi passi avanti grazie a nuovi strumenti tecnologici, come il microscopio elettronico e lo studio della composizione chimica delle strutture dei tessuti biologici (istochimica), la citometria a flusso, che consente di contare le cellule, oltre a tutte le tecniche scaturite dai progressi della genetica, come l'ibridazione fluorescente in situ (FISH), che permette di localizzare le particolari sequenze di DNA nei cromosomi.

Niente era facile nell'Istituto di anatomia diretto da Giuseppe Levi, ma superare gli ostacoli era ormai il suo mestiere. Non immaginava però che, da lì a breve, la vita le avrebbe riservato una delle prove più dure che avesse mai affrontato. Concentrata sui suoi problemi, raramente aveva preso in considerazione le difficoltà che suo padre stava incontrando sul lavoro. Insieme a una distilleria, Adamo Levi aveva ricostruito a Torino la fabbrica di ghiaccio con la quale a Bari aveva inaugurato la sua attività imprenditoriale e che purtroppo era stato costretto ad abbandonare per via dell'ostilità dei trasportatori di neve che, temendo la concorrenza, avevano diffuso voci false. Dicevano che quell'ebreo venuto dal Nord era un emissario del diavolo e che usare il suo ghiaccio era pericoloso come ingoiare il vetro. Il dolore di dover abbandonare tutto e la fatica di ripartire da zero avevano probabilmente lasciato il segno in Adamo Levi. Nell'estate del 1932 il suo cuore cominciò a peggiorare, finché la notte dell'1 agosto 1932 si fermò. Quando suo padre morì, Rita rimase in silenzio. Paola riusciva a piangere, così come Anna, mentre Gino era seduto con la testa china fra le mani, ma per Rita la reazione a quel dolore profondo e devastante era una sorta di immobilità. Nella mente le passavano invece come un turbine di ricordi.

"A distanza di tanti anni" scriverà Rita Levi Montalcini nella sua autobiografia "ho capito che mio padre, molto più di mia madre, alla quale ero legata da immenso affetto, ha esercitato un'influenza decisiva sul corso della mia vita." Un'influenza ambivalente, divisa nel cuore di Rita fra "un'ammirazione per la sua tenacia, la sua energia e il suo ingegno" e una "tacita disapprovazione". C'era, probabilmente, anche dell'altro. Per esempio, c'era la volontà granitica di difendere la sua autonomia, che l'aveva portata a ribellarsi e a voler essere libera da ogni costrizione. Queste erano doti che, paradossalmente, le aveva insegnato proprio suo padre. Era accaduto, per esempio, a proposito della fede religiosa: i suoi genitori erano ebrei, ma non frequentavano la sinagoga, né volevano imporre ai figli il loro credo. Perciò spesso Rita, da bambina, non sapeva che cosa rispondere quando le domandavano quale fosse la sua religione. Fu il padre a dirle: "Non ti preoccupare; se te lo chiedono, devi rispondere che sei una libera pensatrice." Un consiglio che Rita continuò a seguire per il resto della sua vita. Era un'eredità paterna anche la grande determinazione, resa molto bene da un ricordo riemerso molti anni dopo, durante un viaggio verso Napoli: la accompagnava il suo più stretto collaboratore, Pietro Calissano, e a lui Rita Levi Montalcini raccontò che un giorno, quando aveva otto anni, era seduta sulle scale di casa, probabilmente la casa delle vacanze a Ferrere d'Asti, e aveva detto tra sé e sé: "Io voglio diventare molto famosa." Il tono era quello di una scommessa, ma più probabilmente si trattava di una promessa.

■ Le "ricette" di istologia

Una delle condizioni indispensabili per delle buone osservazioni dei tessuti al microscopio è prepararli nel modo migliore, cosa che è possibile fare soltanto seguendo con scrupolo delle regole precise. L'obiettivo è racchiudere il tessuto in una sostanza solida, che permetta di tagliare sezioni molto sottili, dello spessore di pochi millesimi di millimetro (micrometri).
La prima cosa da fare è procurarsi il tessuto che si vuole analizzare e provvedere immediatamente a fissarlo nella condizione nella quale si trova nel momento in cui viene prelevato, per evitare che si alteri. È un trattamento che nella maggior parte dei casi avviene per immersione, ma a volte anche per perfusione. È molto importante rispettare le proporzioni nell'uso di queste sostanze per evitare che il campione di tessuto si rovini e per osservarlo nelle condizioni ottimali. In quest'operazione bisogna tenere conto di molti fattori, non ultimi la temperatura e lo spessore del tessuto da trattare. Dopo averlo fissato, il tessuto va deidratato, eliminando sia l'acqua sia l'eccesso di liquido fissativo. A questo scopo viene utilizzato l'alcol, poi sostituito con un fluido in cui è solubile la paraffina, nella quale i campioni di tessuto vengono immersi e che poi viene fatta solidificare. Una volta incorporato in questo "guscio" rigido,

il campione di tessuto può essere tagliato in sezioni con il microtomo. Ogni sezione viene poi montata su un vetrino e colorata in modo da creare un contrasto fra le parti dei tessuti, rendendo più semplice l'esaminazione. Ci sono moltissime tecniche di colorazione, a seconda di ciò che si vuole osservare.

Capitolo 2

LA SIGNORINA RIRÌ

Il lungo corridoio dai soffitti altissimi della facoltà di Medicina dell'Università di Torino era silenzioso e le tante porte che vi si affacciavano, la maggior parte delle quali chiuse, lo rendevano ancora più austero. Senza dubbio era un luogo poco adatto a un ragazzino in calzoncini corti, dal viso rotondo e roseo, contornato da un ciuffo di capelli castani. Il ragazzo cercava di sbirciare attraverso le porte aperte e lanciava lunghi sguardi perplessi a quelle chiuse. Incontrandolo, qualche studente avrebbe potuto pensare a un intruso, un piccolo curioso in cerca di avventura. In un certo senso l'avventura era proprio quella di cui andava in cerca Renato, che a sedici anni si era iscritto alla facoltà di Medicina inseguendo un sogno. La fisica era da sempre la sua grande passione ed era affascinato da anni anche dalla matematica, ma la medicina aveva qualcosa di più: lo emozionava profondamente. Emozionato e incuriosito, Renato Dulbecco era una matricola che cercava di capire quale fosse l'aula dove avrebbe dovuto seguire la sua lezione: non aveva nessuna intenzione di arrivare in ritardo, nemmeno di un minuto. Non era il caso di scherzare con un tipo come il suo professore, Giuseppe Levi, celebre per le sue sfuriate. C'era poco da scherzare anche con i suoi compagni di corso, tutti più grandi di lui, ma Renato non si scoraggiava; ai grandi cambiamenti era abituato fin da quando era un bambino.

Era nato a Catanzaro il 22 febbraio 1914. Sua madre, Maria, era originaria di Tropea e aveva conosciuto l'ingegnere Leonardo Dulbecco quando questi era stato trasferito in Calabria per lavorare alla ricostruzione dopo il terribile terremoto e lo tsunami del 1908. Con l'arrivo della Grande Guerra la famiglia di Renato si era trasferita prima a Cuneo, poi a Torino e quindi a Imperia. Qui, finalmente, aveva trovato un po' di tranquillità: "I ricordi della mia vita cominciano a Imperia" dirà Renato Dulbecco ripensando alla sua infanzia. A Imperia aveva frequentato il liceo classico De Amicis e aveva stretto le prime amicizie, ma senza dubbio i ricordi più vivi di quel periodo erano legati alla spiaggia. Era "una spiaggia rocciosa dove trascorrevo la maggior parte del tempo durante le vacanze estive"; altri bellissimi ricordi erano legati a un piccolo osservatorio meteorologico dove trascorreva molto del suo tempo libero. Lì aveva costruito un sismografo elettronico, forte delle sue conoscenze di fisica. Nel 1975, quando Dulbecco scrisse la sua biografia in occasione della consegna del Nobel per la Medicina, quel sismografo funzionava ancora.

Gli anni trascorsi a Imperia erano stati sereni e bellissimi, anche se non sempre facili: in quel periodo una brutta polmonite aveva colpito sua sorella Emma e vederla tanto provata dalla malattia lo aveva toccato profondamente. Ancora di più lo aveva scosso la morte dell'amico Peppino, che aveva soltanto sette anni quando un tumore se lo portò via. Aveva trovato le uniche risposte all'assurdità e alla crudeltà di quei due avvenimenti in uno zio che "era un eccellente chirurgo". Affondava in questi episodi l'emozione profonda che al momento di iscriversi all'università gli aveva fatto mettere da parte l'amore per la fisica e per la matematica. Per questo, nel 1930, un ragazzino in calzoni corti solo apparentemente fuori posto cercava la sua aula nella facoltà di Medicina. La sua riservatezza, d'altro canto, non era affatto sintomo di timidezza e meno che mai di insicurezza. "A Torino" dirà Dulbecco "ero uno studente molto apprezzato, ma capii subito di essere interessato alla biologia più che alla medicina applicata. Così andai a lavorare con Giuseppe Levi, il professore di anatomia, con il quale imparai l'istologia e i rudimenti della coltura cellulare."

Del gruppo di Levi facevano parte Rita Levi Montalcini e sua cugina Eugenia, Salvatore Luria, Cornelio Fazio e Gigi Magri. "Per tutta la durata dei corsi sono stato al primo posto nella mia classe, nonostante fossi due anni più giovane dei miei colleghi." La differenza di età che lo separava da Rita Levi Montalcini, in realtà, era di ben cinque anni. Rita, infatti, era la più anziana del corso, ma questo per lei contava pochissimo: arrivare all'università era stata una conquista enorme e una scommessa contro la sua famiglia e contro se stessa, vinta senza mezzi termini. Essere la più adulta fra i suoi compagni di corso era l'ultimo dei suoi pensieri, perché era riuscita a recuperare gli anni di studio perduti al costo di una grande fatica, condivisa con la cugina Eugenia, per prepararsi ad affrontare l'esame di maturità da privatista. Era stata una maratona di otto mesi fatta di giornate di studio frenetico che spesso cominciavano già alle quattro del mattino e proseguivano con un ritmo sostenuto, durante le quali uno dei riferimenti più importanti era stato il professor Lobetti-Bodoni, l'amico di famiglia che le aveva preparate in greco e latino. Il ritmo delle giornate era scandito unicamente dal passaggio da una materia all'altra, tra esercizi, nuove pagine da studiare e lezioni da ripetere. Nemmeno avere sostenuto l'esame era servito a porre fine a quel lavorio mentale e, soprattutto, all'ansia. Il vero punto di arrivo era stato uno squillo del telefono: "Signorina Rirì, promosse!" aveva esclamato la voce emozionata e felice del professor Lobetti-Bodoni. Rita aveva ottenuto i risultati migliori, ma neppure Eugenia se l'era cavata male. Entrambe erano al settimo cielo.

Molti anni dopo, ripensando a quella corsa, Rita dirà: "In fondo dovevo essere grata a mio padre per avere ritardato di tanti anni il mio ingresso all'università. Se, come era mio desiderio, avessi fatto gli studi classici dopo le medie, mi sarei certamente iscritta a filosofia." Era felice, invece, di essere una studentessa di medicina e poco importava se tutti i suoi colleghi erano più giovani. Nell'amicizia con Renato Dulbecco, però, la differenza di età aveva un certo peso e il carattere riservato di entrambi non era d'aiuto nel rompere il ghiaccio: "Tutti e due eravamo poco inclini a parlare" ricorderà Rita Levi Montalcini "e ancor meno a stabilire rapporti di amicizia, anche perché io ero entrata con notevole ritardo all'università, lui invece con forte anticipo, e i cinque anni di differenza di età erano un ulteriore motivo per ridurre al minimo i nostri scambi."

Una cosa, però, li accumunava ed era il trovare insopportabilmente noioso quell'esercizio di contare e ricontare i gangli nervosi negli embrioni di topo: era un tema di ricerca "che entrambi odiavamo", ricorderà Rita. La monotonia di quel lavoro era l'unico argomento delle loro rare conversazioni. Erano i primi passi, un po' incerti, di un'amicizia destinata a durare molto a lungo. "La nostra amicizia" racconterà Dulbecco molti anni più tardi "è cominciata nell'Università di Torino, nell'Istituto di anatomia di Giuseppe Levi. Io e Rita eravamo interni al laboratorio; allora solo pochi studenti lo diventavano." Al terzo anno, però, Renato decise di lasciare il corso di anatomia per quello di fisiologia, che si basava in gran parte sullo studio delle colture di cellule animali in vitro.

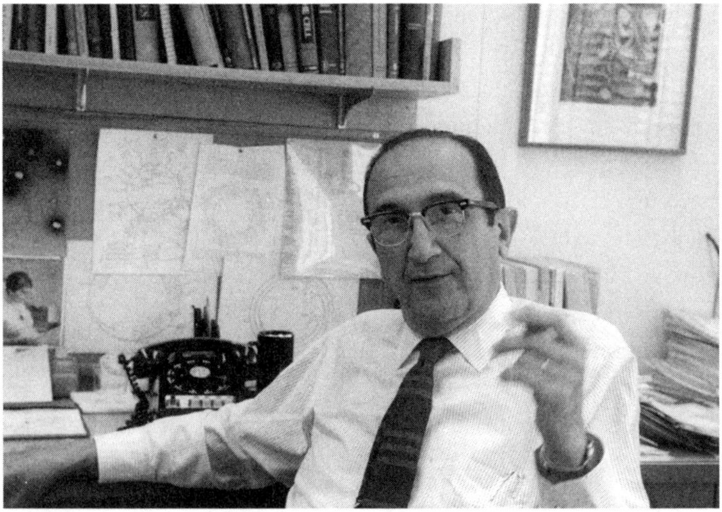

Figura 2.1 – Salvatore Luria. *Fonte*: Wikipedia.

Se coltivare delle cellule viventi è oggi normale in qualsiasi laboratorio di biologia, allora non era affatto una pratica comune, anzi. La tecnica che permetteva di far crescere le cellule al di fuori del loro organismo aveva ancora un sapore di fantascienza ed era decisamente affascinante. La tecnologia era stata perfezionata nei primi anni del XX secolo fra Germania e Stati Uniti dall'embriologo americano Ross Granville Harrison. Dopo un periodo di ricerca nell'Università di Bonn, Ross Granville Harrison aveva cominciato una serie di esperimenti nel suo laboratorio di anatomia, nel Dipartimento di zoologia dell'Università di Yale. Lì, nel 1906, aveva posto un frammento di tessuto nervoso prelevato dall'embrione di una rana in una goccia di liquido prelevato dal sistema linfatico, sempre di una rana: immerse in questo ambiente, le cellule nervose non morivano, ma continuavano sorprendentemente a crescere. Pubblicato nel 1907, quell'esperimento aveva aperto un campo di ricerca fondamentale per moltissimi dei futuri sviluppi della biologia. All'inizio le cellule riuscivano a sopravvivere per periodi brevi perché in pochi giorni i batteri cominciavano a contaminarle, uccidendole, ma con l'introduzione di contenitori e strumenti sterili i tempi di sopravvivenza delle cellule in laboratorio cominciarono ad allungarsi. Negli anni immediatamente successivi Montrose Thomas Burrows perfezionò ulteriormente il metodo insieme ad Alexis Carrel, riuscendo a mantenere in vita le colture cellulari per molti mesi e nel 1911 fu introdotto ufficialmente il termine "coltura di tessuti".

■ Colture cellulari

Mantenere in vita e fare sviluppare cellule al di fuori dell'organismo è stato un passo in avanti decisivo per la biologia e le prime dimostrazioni che questo traguardo era raggiungibile risalgono alla fine del XIX secolo.

A dimostrare per la prima volta questa possibilità era stato nel 1885 il biologo tedesco Wilhelm Roux, mantenendo in vita per alcuni giorni, immerse in una soluzione salina, le cellule della placca neurale di embrioni di pollo, ossia della struttura embrionale destinata a dare origine al sistema nervoso. Sempre alla fine del XIX secolo il medico americano Leo Loeb aveva percorso una strada diversa, mettendo a punto la tecnica chiamata "coltura dei tessuti all'interno dell'organismo": dopo avere immerso frammenti della pelle in un mezzo di coltura nutriente, li trapiantava in un animale adulto, ottenendo la riproduzione di cellule epiteliali. Le basi per la vera e propria tecnica delle colture cellulari sono state gettate all'inizio del XX secolo, grazie all'embriologo americano Ross Granville Harrison. Dopo avere lavorato in Germania, nell'Università di Bonn, e poi nell'Università americana Johns Hopkins, Harrison era approdato all'Università di Yale e lì nel 1906 aveva messo a punto la tecnica che permetteva di isolare piccoli frammenti di tessuto embrionale di rana e di coltivarli fuori dall'organismo, immersi nel fluido linfatico di rana. Lavorare con cellule di anfibi, ossia di animali a sangue freddo, offriva il vantaggio di poterle mantenere a temperatura ambiente. L'esperimento fu pubblicato nel 1907 e negli anni successivi lo stesso Harrison perfezionò la tecnica in modo da evitare che le colture cellulari venissero contaminate dai batteri: introdusse misure per coltivare le cellule in modo asettico, attraverso la sterilizzazione di contenitori e strumenti. In questo modo diventava possibile mantenere in vita le colture cellulari fino a cinque settimane. Questo nuovo progresso permetteva di seguire i diversi stadi dello sviluppo cellulare

e di aprire così enormi possibilità in numerose discipline, come la batteriologia, l'embriologia, la fisiologia o l'istologia. Nonostante il fondamentale contributo allo sviluppo della biologia moderna, Harrison non ha mai avuto il Nobel e questo mancato riconoscimento ha portato la rivista *Fortune* a definirlo "il famoso scienziato sconosciuto d'America".
La tecnica di Harrison fu perfezionata ulteriormente a partire dal 1910, quando Montrose Burrows visitò Harrison a Yale e cominciò a lavorare sul plasma di pollo, più facile da ottenere e più omogeneo delle cellule nervose. In seguito, nel Rockefeller Institute di New York, insieme al biologo francese Alexis Carrel, Burrows coltivò colture cellulari di tessuti embrionali e adulti di numerose specie, come cani, gatti, polli, e riuscì a mantenerle per molti mesi. Ai due ricercatori si deve anche la coltivazione delle prime cellule tumorali e l'idea di ottenere nuove colture da quelle precedenti. I loro risultati furono pubblicati nel 1910 sulla rivista dell'Associazione dei medici americani, il *Journal of the American Medical Association* (*JAMA*). Nell'anno successivo fu introdotto il termine "coltura di tessuti". Nel gennaio del 1912 Carrel mise a punto la prima linea di cellule derivata dai frammenti di cuore di pollo. È stata probabilmente una delle linee cellulari più celebri, proseguita nel laboratorio di Carrel da Arthur Ebeling e mantenuta fino al 1946, due anni dopo la morte di Carrel. Uno dei suoi compleanni fu festeggiato più volte dal mondo scientifico, ma meritò uno spazio anche sui quotidiani, come il *New York World-Telegram*.

Una ventina d'anni dopo quei risultati, le colture cellulari erano ormai considerate straordinari laboratori viventi, quanto di più all'avanguardia potesse immaginare allora un giovane biologo. Renato Dulbecco non esitò nemmeno un momento a gettarsi a capofitto nel mondo di quegli esperimenti nuovi e affascinanti. Rita continuava invece a lavorare sul tessuto nervoso. "Erano due strade diverse, ma correlate, che ci davano l'opportunità di parlarci" dirà Dulbecco molti anni più tardi. In quel periodo, però, le occasioni di incontrare Rita erano sempre più rare e gradualmente la loro comunicazione si esauriva in "qualche suo cortese cenno del capo che ricambiavo in modo quasi impercettibile", ricorderà Rita in futuro. Per lei non era ancora possibile dedicarsi direttamente a un campo così innovativo, vincolata com'era agli esperimenti sui gangli nervosi degli embrioni di topo, ma poteva seguire da vicino gli sviluppi della nuova tecnica delle colture cellulari nel laboratorio che nel 1933 era stato allestito nell'Università di Torino grazie al contributo di Herta Meyer, una giovane ricercatrice tedesca di origini ebraiche. Le cellule che si sviluppavano in laboratorio permettevano di velocizzare notevolmente i tempi necessari per gli esperimenti e in pochi giorni era possibile avere le risposte.

Purtroppo per Rita, non si poteva dire altrettanto della ricerca sugli embrioni, che imponeva lunghissime attese e una grande dose di pazienza. "Avrei tanto preferito lasciare le ricerche sul sistema nervoso per lavorare sul darwinismo o sulla genetica, ma mi dicevano di continuare a occuparmi di questo" dirà in seguito. Eppure, la scelta di Renato sembrava tanto più interessante, così come quella di Salvatore, un altro suo compagno di corso e soprattutto amico d'infanzia. "Ci conoscevamo dall'età di dieci anni ed anche le nostre famiglie erano legate" dirà Rita di Salvatore Luria, che alcuni anni più tardi, negli Stati Uniti, avrebbe modificato il nome in Salvador Luria. I suoi genitori erano di religione ebraica sefardita, come quelli di Rita, ed entrambe le famiglie erano originarie di Torino.

Nato il 13 agosto 1912, Salvatore aveva tre anni meno di Rita. Il padre, Davide, era titolare di un'azienda litografica e la madre, Ester

Sacerdote, era una donna "di vaste letture", "capace di preparare sottobanco in modo brillante temi e relazioni scolastiche" e, soprattutto, "ossessionata dal timore delle malattie", come racconterà lo stesso Luria nella sua autobiografia. Quanto a lui, ricordava che durante il liceo classico era stato "uno degli allievi più piccoli di statura", "poco portato all'attività fisica" e aveva "corso il rischio di essere bocciato in scienze naturali". Forse a metterlo in pericolo era stata la sua natura ribelle, perché invece aveva davvero una grande passione per le scienze, specialmente per la matematica e la fisica, che coltivava insieme all'amico Ugo Fano, suo coetaneo e figlio del matematico Gino Fano, che aveva una cattedra all'Università di Torino. Al momento di iscriversi all'università, però, Salvatore dovette fare i conti con l'insistenza dei genitori: entrambi desideravano che si iscrivesse a una facoltà, come quella di Medicina, che avrebbe potuto aprirgli la strada a uno sbocco professionale.

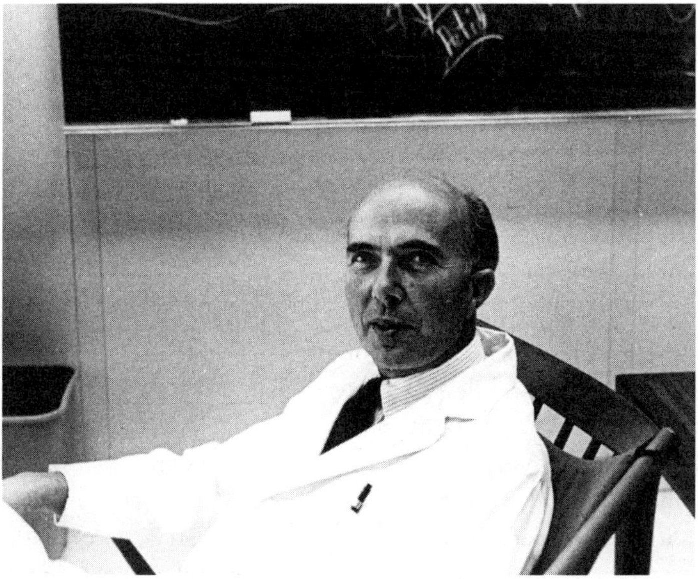

Figura 2.2 – Renato Dulbecco. *Fonte*: Wikipedia.

Alla fine il ragazzo li accontentò, ma senza una grande convinzione. "La professione medica non mi sembrava la soluzione giusta. Non l'ho mai considerata un'attività che mi si confacesse pienamente" racconterà in seguito. Nonostante tutto, si affermò come uno degli allievi più brillanti del suo corso. Ciò che lo affascinava era l'attività sperimentale, che nell'istituto di Giuseppe Levi aveva modo di conoscere davvero da vicino. A interessarlo non erano tanto i contenuti di quelle ricerche, quanto l'impostazione rigorosa del metodo con cui ogni esperimento veniva condotto. Era la scienza in generale a esercitare su di lui un'attrazione irresistibile: grazie alle lunghe chiacchierate con Ugo sapeva che stava soffiando un grande vento di novità che parlava il linguaggio bizzarro della fisica quantistica, capace di descrivere i fenomeni che avvenivano nel mondo dell'infinitamente piccolo, così lontani dalla fisica classica e ancora di più dal senso comune. Già allora il sogno che si delineava nella mente di Salvatore era riuscire un giorno a combinare i concetti della fisica con quelli della biologia. La biofisica esisteva già in quegli anni: il termine era stato coniato fin dal 1892, ma il bello di quel campo di ricerca doveva ancora arrivare.

Finalmente anche per Rita giunse il momento di cambiare. Un giorno Giuseppe Levi la liberò dalla conta dei gangli nervosi per affidarle un'altra ricerca, forse meno monotona, ma certamente non più semplice: "Dovrà studiare come e in base a quali processi si formano le circonvoluzioni del cervello dei feti umani." La gioia di non dover avere più nulla a che fare con i gangli nervosi era stata brevissima perché era chiaro a tutti che neppure la nuova ricerca avrebbe mai avuto un futuro. "È riuscito a rifilartela" le aveva detto un collega più anziano. "Con me ci aveva provato, ma non ce l'ha fatta" aveva aggiunto vantandosi, anche se nell'Istituto di anatomia anche i muri sapevano che nessuno avrebbe mai e poi mai osato contraddire Giuseppe Levi. Restava il fatto che per Rita cominciava una nuova sfida, accompagnata da una sfilza di nuovi problemi, ma decise di affrontarla con "disperata determinazione".

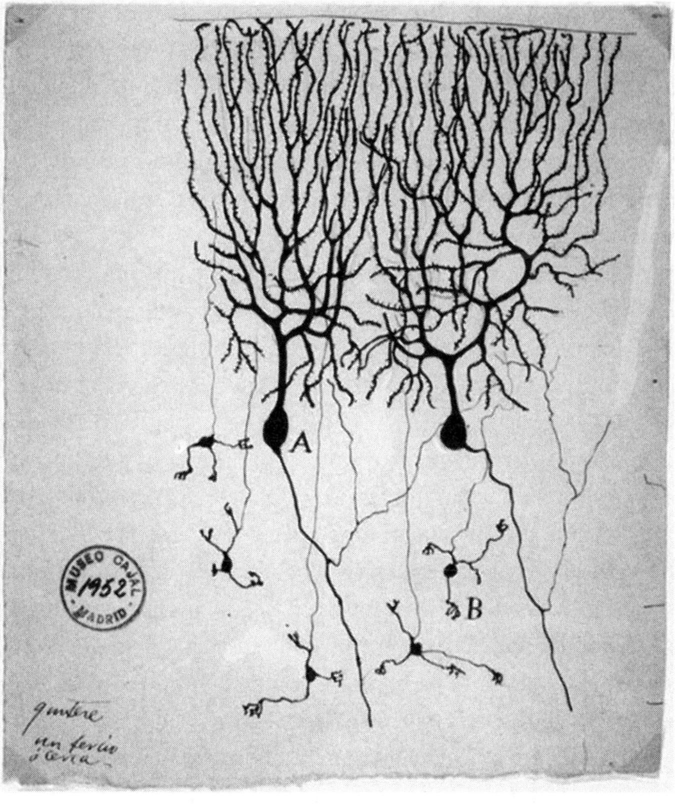

Figura 2.3 – Cellule nervose viste al microscopio disegnate nel 1899 da Santiago Ramón y Cajal. *Fonte*: Instituto Santiago Ramón y Cajal, Madrid, Spain.

Il primo problema della lista era: dove procurarsi la materia prima su cui studiare? Esclusi gli aborti clandestini, non rimaneva che il materiale in pessimo stato di conservazione sugli aborti spontanei o raramente provocati per cause gravissime nel reparto maternità dell'Ospedale Maggiore. Strinse un sommario accordo in cambio di poche lire e in pochi giorni il custode le comunicò che aveva quanto le serviva. Non era un feto, però: "Questo è un bimbo" mormorò Rita. "È un feto. Prendere o lasciare." Quando il custode lo avvolse in molti giornali,

Rita lo prese e salì sul primo tram per l'Istituto di anatomia. "Sul mezzo" racconterà nella sua autobiografia "mi accorsi con orrore che un piedino sbucava dai giornali." Al suo arrivo perfino il bidello Conti, punto di riferimento di tutti gli studenti, le disse: "Se non è finita in guardina può ringraziare la sua buona stella", aggiungendo che da quel cervello non avrebbe potuto "tirar fuori niente". Tanto che, non appena la aiutò a dissezionarlo, "il cervello si spappolò sotto i suoi ferri". A questa frustrazione ne seguirono molte altre e quando arrivò il momento di presentare a Giuseppe Levi i suoi preparati istologici li sentì definire delle "grandi porcherie". Inoltre il professore la bollò come persona non portata per la ricerca, relegandola nella lista nera degli "impiastri".

Se in passato Rita aveva trovato insopportabili i gangli nervosi di topo, dopo quell'episodio cominciò a odiare le circonvoluzioni cerebrali dei feti umani. Ci volle un lungo periodo di assenza dovuto a una malattia perché le cose tornassero a posto: dopo il ricovero urgente, ebbe bisogno di un mese per riprendersi. In quel periodo Giuseppe Levi andò a trovarla, come faceva sempre con i suoi allievi. In quell'occasione fra i due si stabilì per la prima volta una vera comunicazione e le cose cambiarono radicalmente su tutti i fronti. Levi affidò dunque a Rita e a Eugenia una nuova ricerca: avrebbero dovuto studiare la formazione delle fibre reticolari che circondano come una fitta rete le fibre dei muscoli e quelle dei nervi periferici, particolarmente sensibili alla tecnica della colorazione con l'argento. "Per la prima volta mi appassionai alla ricerca" dirà Rita Levi Montalcini. Grazie a quella ricerca, che fu anche il tema della sua tesi di laurea, cominciò a prendere confidenza con argomenti e tecniche di analisi che si sarebbero rivelate importantissime per il suo lavoro futuro.

Mentre Rita era alle prese con la tesi, nel 1935 per Salvatore era arrivato il giorno della laurea. L'anno successivo si laurearono anche Rita e Renato. Tutti e tre avevano avuto la lode e, soprattutto, ognuno sentiva un enorme debito di riconoscenza nei confronti di Giuseppe Levi. "Tutti noi eravamo colpiti dal rigore assoluto al quale era improntata la personalità di Levi e il suo modo di condurre la ricerca sulla base delle conoscenze e non di invenzioni. Non abbiamo seguito il suo campo di studi, ma come lui abbiamo sempre affrontato la ricerca con grande rigore ed entusiasmo" dirà Rita Levi Montalcini parlando anche a nome di Renato Dulbecco e Salvatore Luria: tutti e tre allievi di Giuseppe Levi e tutti e tre premiati con il Nobel. Era un "magnifico trio" quello uscito dall'Istituto di anatomia di Torino e per ognuno dei protagonisti di quell'avventura scientifica l'ingrediente principale del successo era stato il metodo di ricerca appreso dal maestro. Molti anni dopo aver lasciato quel laboratorio e anche l'Italia, Luria dirà:

> Ciò che imparai da Levi, e di cui feci buon uso in seguito, fu un atteggiamento di rigorosa professionalità, vale a dire imparai come impostare seriamente un esperimento e portarlo a conclusione. Appresi l'importanza di comunicare i risultati: il maestro soleva dire che, non appena una serie di dati apparisse significativa, bisognava pubblicarne il resoconto. E quando il manoscritto era pronto, Levi lo riscriveva da cima a fondo senza pietà. Un'altra lezione che ho appreso da lui, applicandola poi durante tutta la mia vita accademica, è quella di non mettere mai il mio nome sulle pubblicazioni dei miei allievi, a meno di aver contribuito direttamente e sostanzialmente al loro lavoro.

Per Renato Dulbecco Giuseppe Levi era "un domatore di leoni", un insegnante che "capiva gli studenti e ne perdonava le stramberie, ma non tollerava cose che riteneva improprie: allora inveiva, sprizzando saliva a destra e a sinistra. Le sue lezioni erano le più frequentate della facoltà, non perché vi si imparasse molto. L'anatomia si imparava studiando sui libri o facendo le dissezioni sui freddi tavoli di marmo bianco o le esercitazioni di anatomia microscopica nel vasto laboratorio al pianterreno. Gli studenti andavano a sentir Levi perché lo rispettavano, lo amavano".

Capitolo 3

COME ROBINSON CRUSOE

Difficile dire come fosse cominciata, ma intorno al 1934 a Berlino un piccolo gruppo di fisici teorici, di biologi e di biochimici aveva cominciato a incontrarsi in privato per discutere di un possibile punto di incontro delle loro discipline. Si trattava di un tema nuovo e allo stesso tempo antichissimo: la scommessa era approfondire il rapporto fra il mondo inanimato descritto dalla fisica e quello della biologia. Entrambe le discipline si trovavano sulla soglia di grandi e importantissimi cambiamenti, addirittura rivoluzionari. Discuterne era entusiasmante e valeva la pena di riunirsi anche se, dopo l'insediamento del regime nazista, ciò doveva purtroppo avvenire in clandestinità. Erano meno di una decina e si incontravano molto spesso in casa di Max Delbrück, un giovane fisico tedesco che, dopo avere studiato astrofisica e fisica nucleare, intuiva che stava nascendo qualcosa di radicalmente nuovo. Tutti respiravano il vento di novità alimentato dalle teorie scientifiche rivoluzionarie della fisica quantistica, una disciplina che aveva già l'impatto di una visione del mondo radicale e innovativa, che non conosceva confini e investiva ogni settore della ricerca, sollevando nuove domande e generando possibili risposte. Il suo fascino irresistibile aveva cominciato a scuotere anche la biologia e uno dei primi a domandarsi se la fisica quantistica potesse influenzare il modo di considerare la vita era stato uno dei fondatori di questo campo di ricerca, Niels Bohr. Sarebbe mai stato possibile spingere l'analisi dei processi viventi fino a descriverli usando i termini della fisica e della chimica?

Bohr aveva posto la domanda per la prima volta nel 1927, quando in occasione della conferenza organizzata a Como per i cent'anni dalla morte di Alessandro Volta aveva formulato il principio di complementarità. Era un principio fondamentale della meccanica quantistica secondo il quale gli oggetti possono avere proprietà complementari non osservabili né misurabili simultaneamente: di conseguenza, è impossibile descrivere tutti gli aspetti della realtà in un unico quadro. Anche la conferenza del 1932 intitolata "Luce e vita" aveva lasciato un segno profondo. Entrambe le riunioni avevano avuto un effetto dirompente sulla fisica, così come l'aveva sconvolta il principio di indeterminazione formulato dal giovane fisico tedesco Werner Heisenberg. Inoltre, travolgendo nello stesso tempo la biologia, sarebbe stato possibile considerare un organismo vivente come tale oppure come un insieme di molecole: una cosa avrebbe escluso l'altra ed entrambe le teorie sarebbero state possibili. Così come i fisici provavano a descrivere l'atomo, i biologi provavano a descrivere la cellula.

Poiché le cellule viventi sono fatte di materia, sono pertanto soggette all'analisi chimica, ma la materia è organizzata in modo complesso e particolare. Per studiare la chimica, l'organizzazione deve essere distrutta e per studiare l'organizzazione bisogna lavorare a un livello nel quale la chimica è invisibile. Secondo il principio di complementarità di Bohr, quindi, le basi chimiche di un organismo e la sua organizzazione gerarchica sono proprietà complementari, proprio come la velocità e la posizione sono le proprietà complementari di un elettrone. Molti in futuro diranno che quella posizione aveva gettato le basi della biologia molecolare e, più in generale, era stata la fonte di ispirazione della biologia del XX secolo. Allora era quanto di più entusiasmante ci fosse per un giovanissimo biologo, tanto che nel 1937 Delbrück aderì al programma di biologia molecolare varato dalla Rockefeller Foundation e continuò a lavorare in questo settore per il resto della sua vita.

In Italia il primo a subire il fascino delle nuove idee fu Salvatore Luria. Dopo la laurea, durante il servizio militare, aveva avuto un anno per riflettere e, semmai avesse ancora avuto bisogno di una conferma, gli era diventato chiaro come il sole che si sentiva "del tutto inadatto a fare il medico". Si iscrisse dunque a un corso di specializzazione in Radiologia all'Università di Torino e contemporaneamente cominciò a studiare fisica, finché una mattina decise di lasciare la sua città. Era la ricerca, infatti, il campo che lo affascinava maggiormente ed era la sua passione di quand'era ragazzo, la fisica, la materia che aveva intenzione di studiare, combinandola con le competenze in biologia acquisite all'università.

Non aveva dubbi: la sua prossima meta sarebbe stata Roma, in particolare quella facoltà di Fisica di cui tanto aveva parlato con il suo amico Ugo. La raggiunse nell'autunno 1937 e lì conobbe alcuni dei "Ragazzi di via Panisperna", gli allievi di Enrico Fermi, il giovane fisico che era già una celebrità sia per le sue ricerche teoriche sia per quelle sperimentali e per il quale nel 1926 era stata istituita la prima cattedra italiana di Fisica teorica. In via Panisperna aveva allestito uno dei laboratori più avanzati a livello internazionale, grazie al contributo di primo piano dei suoi celebri "ragazzi", Edoardo Amaldi, Franco Rasetti ed Emilio Segrè, che avevano costituito il nucleo iniziale; a loro si erano poi uniti Bruno Pontecorvo, Oscar D'Agostino ed Ettore Majorana. Luria cominciò a collaborare con Amaldi e a seguire le lezioni di Rasetti. Fu quest'ultimo a suggerirgli la lettura di alcuni articoli di Max Delbrück, che nel 1937 aveva lasciato la Germania per trasferirsi negli Stati Uniti. Uno degli obiettivi era trovare un modo per definire quelle entità, allora completamente sconosciute e misteriose, che erano i geni.

Anche per Renato era arrivato il momento di compiere una scelta: dedicarsi alla medicina o continuare a lavorare in laboratorio? Anche lui aveva dovuto affrontare il servizio militare come ufficiale medico e, come per Salvatore, la scelta non avrebbe potuto che cadere sulla ricerca. Così, entrò a fare parte del gruppo di Levi, dove cominciò a studiare l'effetto delle radiazioni sulle cellule embrionali di pollo, in particolare le alterazioni che avvenivano nello sviluppo delle cellule germinali. Si trattava di ricerche nuove e avvincenti, che inevitabilmente richiedevano un bagaglio di conoscenze che andava oltre la biologia. Così come era accaduto a Salvatore, Renato tornò alla sua passione di ragazzo: la fisica. Si iscrisse alla facoltà di Fisica dell'Università di Torino, laureandosi in appena due anni.

E Rita? Anche lei si era trovata a dover affrontare l'incertezza fra il dedicarsi alla professione medica o alla ricerca e anche per lei, infine, la scelta era caduta sulla vita di laboratorio, anche se attraverso vie diverse da quelle che avevano convinto Salvatore e Renato. Subito dopo la laurea era diventata assistente di Giuseppe Levi e aveva cominciato il triennio di specializzazione in Neurologia e Psichiatria nella Clinica per le malattie nervose e mentali. Era impegnata in una ricerca entusiasmante e decisamente all'avanguardia: studiava il modo in cui, durante lo sviluppo embrionale, i centri nervosi addetti a funzioni diverse cominciano a differenziarsi. Compiva questi studi sugli embrioni di pollo, unendo le sue competenze in neurologia con quelle in neurofisiologia del suo collega Fabio Visentini. "Registravamo con un oscillografo l'attività spontanea e quella evocata mediante l'impianto di elettrodi nel cervello di embrioni di pollo, dall'inizio del loro sviluppo fino al momento della schiusa" ricorderà in seguito. Osservavano i cambiamenti in ogni stadio di sviluppo, esaminando al microscopio sezioni colorate con l'argento, la tecnica inaugurata da Camillo Golgi e in seguito perfezionata da Santiago Ramón y Cajal. Per ogni stadio era possibile ricostruire, come in un film, il modo in cui si differenziavano i centri nervosi.

Erano anni belli e intensi, nei quali Rita si era lasciata alle spalle l'atteggiamento distaccato che la faceva considerare "una seppia pronta a schizzare inchiostro", come l'aveva definita un collega. Più sicura di se stessa e più appagata dal lavoro, non era più quella giovane donna "dall'espressione cupa e dagli abiti monacali", ma una ragazza innamorata della vita che amava fare gite in montagna in motocicletta con il suo amico Guido, che le aveva dimostrato una grande simpatia fin dai primi giorni di università. Ricorderà sempre con piacere la sensazione che provava sfrecciando con lui sulla moto, anche a distanza di moltissimi anni. Molto più vivo, probabilmente, è sempre stato per lei il ricordo di Germano Raising, un suo compagno di corso che nel 1936, come lei, aveva scelto di specializzarsi in neurologia. Per due anni non parlarono mai di matrimonio e Germano trovò il coraggio di affrontare il discorso soltanto nel 1938, nel periodo peggiore in cui avrebbe potuto farlo. Il 15 luglio di quell'anno, infatti, sul *Giornale d'Italia* veniva pubblicato il *Manifesto degli scienziati razzisti*, più noto come *Manifesto della Razza*; il 18 settembre, a Trieste, Benito Mussolini annunciava le leggi razziali e il 17 novembre veniva promulgato il decreto che proibiva i matrimoni fra i cittadini di razza ariana ed ebraica. "Fu motivo di disperazione per lui e di inconfessato sollievo per me. Malgrado la profonda stima e affetto per lui, ero sempre stata contraria all'idea del matrimonio."

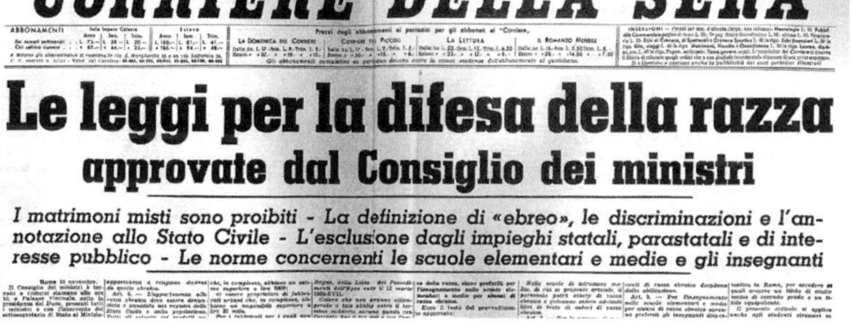
Anno 63 - N. 268 - Italia Impero Colonie cent. 30 Milano — Venerdì, 11 Novembre 1938 — Anno XVII EDIZIONE DEL POMERIGGIO

CORRIERE DELLA SERA

Le leggi per la difesa della razza
approvate dal Consiglio dei ministri

I matrimoni misti sono proibiti - La definizione di «ebreo», le discriminazioni e l'annotazione allo Stato Civile - L'esclusione dagli impieghi statali, parastatali e di interesse pubblico - Le norme concernenti le scuole elementari e medie e gli insegnanti

Figura 3.1 – La notizia della promulgazione delle leggi razziali nell'edizione del *Corriere della Sera* dell'11 novembre 1938. *Fonte: Corriere della Sera*, Wikipedia.

Le leggi razziali travolsero come un tornado anche la vita professionale di Rita, così come quella dei suoi amici. Salvatore Luria aveva vinto una borsa di studio per l'Università californiana di Berkeley, dove avrebbe potuto dedicarsi alla radiologia, ma lasciò l'Italia per la Francia subito dopo la proclamazione del *Manifesto della Razza*. Si recò a Parigi, dove riuscì a proseguire le ricerche sugli effetti delle radiazioni sui batteri lavorando all'Istituto Pasteur, nel laboratorio del fisico Fernand Holweck. Con l'avanzata delle truppe tedesche verso Parigi, Luria fuggì a Marsiglia e poi a Lisbona. Da lì, grazie a un visto di immigrazione per gli Stati Uniti, riuscì a imbarcarsi per New York, dove arrivò il 12 settembre 1940.

Anche la cugina Eugenia, con la quale Rita aveva affrontato l'avventura dell'ingresso all'università, la salutò per trasferirsi in Argentina. Per la seconda volta, le leggi razziali costringevano alla fuga anche Herta Meyer: dopo avere lasciato la Germania per l'Italia alcuni anni prima, adesso era costretta a partire ancora, stavolta per il Brasile. Rita rimase invece in Italia, vicina alla sua famiglia, anche se non poteva più frequentare l'università né esercitare la professione medica.

Nonostante fosse impossibile pubblicare sulle riviste scientifiche italiane i risultati delle ricerche innovative che stava portando avanti con Visentini, i due decisero di fare un tentativo e inviarono l'articolo a una rivista svizzera. Continuare a lavorare in Italia era diventato infattibile anche per il suo professore, Giuseppe Levi, che era stato privato della cattedra e radiato dalle società accademiche italiane. Aveva dunque lasciato il Bel Paese per il Belgio, dove era andato a lavorare nel laboratorio di Jean Firket, nell'Istituto di anatomia patologica dell'Università di Liegi. Anche Rita aveva infine deciso di lasciare l'Italia per il Belgio, dove Léon Laruelle l'aveva inviata a proseguire le sue ricerche di neurologia. Così, nel marzo 1939, Germano, insieme a Paola e a Gino, la accompagnarono al confine, a Bardonecchia. "Rita, questa è l'ultima volta che ci vediamo. Ho ben poco tempo ancora da vivere" le disse Germano. Aveva ventotto anni ed era un ragazzo forte, cresciuto in montagna, ma da qualche tempo aveva cominciato a soffrire di seri problemi di salute: febbri ricorrenti e un forte senso di spossatezza erano solo i sintomi più superficiali della tubercolosi. "Avrebbe superato la crisi e ci saremmo rivisti presto" pensava Rita salendo sul treno. Lui, salutandola dalla banchina, scuoteva la testa.

A Bruxelles Rita riprese l'attività di ricerca e ogni fine settimana prendeva il treno per Liegi per andare a trovare Giuseppe Levi, che lì aveva allestito un laboratorio di colture di cellule dove aveva ripreso le ricerche interrotte a Torino e ne aveva iniziate altre. "Levi mi accoglieva contento della visita, che interrompeva la monotonia delle sue giornate, e insieme facevamo lunghe passeggiate nei viali di Liegi" ricorderà Rita. Germano, intanto, continuava a scriverle ogni giorno, fino al 28 maggio. Soltanto a fine luglio arrivarono sue notizie, purtroppo pessime, e il 23 Rita rientrò precipitosamente in Italia, appena in tempo per riuscire a vederlo un'ultima volta e partecipare ai suoi funerali, nella piccola chiesa in cui lui aveva sognato di sposarla. Rita lasciò di nuovo il Belgio a fine agosto, per seguire un convegno a Copenaghen. Lì aveva conosciuto Giuseppe Moruzzi, un giovane neurofisiologo che lavorava a Cambridge e che in futuro avrebbe incontrato di nuovo, in momenti cruciali per la sua carriera.

Il 12 settembre Rita si trovava ancora a Copenaghen quando arrivò la notizia dell'invasione della Polonia. Era l'inizio della Seconda guerra mondiale. "Con una delle due ultime navi in servizio per i civili feci ritorno a Bruxelles" ricorderà in seguito. A dicembre decideva di tornare in Italia insieme alla sorella Nina, che si era rifugiata in Belgio con la sua famiglia: "Il viaggio in automobile attraverso la Francia in pieno assetto di guerra ci diede la misura della tragedia che in pochi mesi avrebbe travolto l'Europa." Alla fine del mese era di nuovo a Torino insieme alla madre, ai fratelli e alle sorelle. Rivederli era una grande gioia, ma restava il dispiacere di non poter proseguire il lavoro di ricerca. Era impossibile anche continuare a esercitare la professione medica, vista l'impossibilità di usare il ricettario: soltanto i medici ariani potevano firmare le ricette. Leggere e aiutare gli amici a scrivere le loro tesi di laurea erano ormai le uniche occupazioni di Rita.

La situazione peggiorò ulteriormente il 10 giugno 1940, con l'entrata in guerra dell'Italia. Renato Dulbecco era stato chiamato ad arruolarsi come ufficiale medico e prima di partire per l'allora Unione Sovietica si era sposato con Giuseppina Salvo; il suo reggimento fu decimato nei combattimenti lungo il Don. Nell'autunno 1940 il pessimismo era tale che ormai Rita aveva smesso di pensare al suo lavoro: "Mi sembrava" scriverà nella sua autobiografia "che, in quel clima di guerra, la mia situazione personale dovesse apparire del tutto irrilevante agli altri." A scuoterla dal pessimismo fu un vecchio compagno di università, con il quale non aveva mai avuto una grande amicizia. Si chiamava Rodolfo Amprino e andò a trovarla poco dopo il suo ritorno in patria dagli Stati Uniti: "Non ci si perde di coraggio di fronte alle prime difficoltà. Metta su un piccolo laboratorio e riprenda le ricerche interrotte." Non avrebbe potuto trovare parole più giuste, accentuate dall'esempio che aveva saputo portarle, ossia il lavoro eseguito da un gigante delle neuroscienze come Santiago Ramón y Cajal, morto qualche anno prima e premiato nel 1906 con il Nobel per la medicina insieme all'italiano Camillo Golgi per i contributi allo studio della struttura del sistema nervoso. Entrambi avevano reso possibile osservare in dettaglio le cellule nervose grazie alla tecnica della colorazione con l'argento, che Rita Levi Montalcini aveva imparato a utilizzare così bene nel laboratorio di Giuseppe Levi.

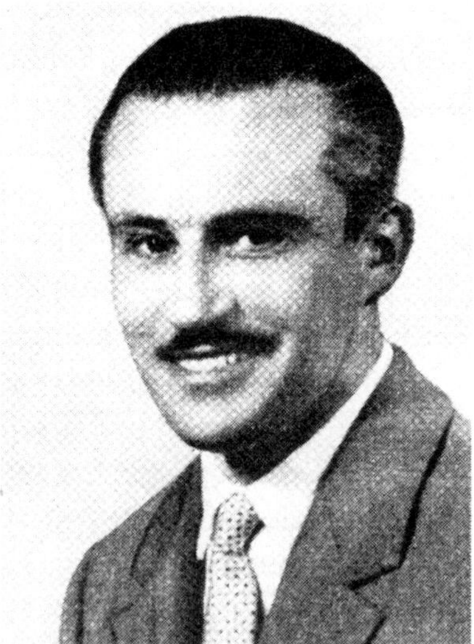

Figura 3.2 – Rodolfo Amprino. *Fonte*: M.alessandribonetti, Wikipedia.

Il breve discorso di Amprino non avrebbe certamente potuto essere più efficace: "Toccava in me" dirà Rita "una corda che aveva vibrato sin dalla prima infanzia: il desiderio di esplorare luoghi ignoti e di avventure. La giungla che mi si presentava davanti in quel momento era più affascinante di una foresta vergine: si trattava del sistema nervoso, con i suoi miliardi di cellule." Così come Robinson Crusoe aveva dovuto organizzarsi per sopravvivere sulla sua isola, Rita decise in quel momento che avrebbe proseguito il suo lavoro di ricerca in quella che allora era la sua personale isola: la sua camera da letto. Le sue carte vincenti erano la microchirurgia e la tecnica di colorazione con l'argento. Quanto al materiale su cui lavorare, il migliore sul quale studiare le diverse fasi di sviluppo del sistema nervoso sarebbero stati ancora una volta gli embrioni di pollo, ossia le uova fecondate. Il progetto di trasformare la sua camera in un laboratorio "alla Robinson" fu accolto a pieni voti in famiglia, come un'alternativa assolutamente preferibile a una nuova separazione.

Dopo un po' di programmazione e qualche conteggio economico si poté dare il via libera all'allestimento. Non era una cosa semplice, a partire dal fatto che la stanza era occupata dal letto per un terzo. Di fronte al letto Rita aveva sistemato il contenitore in cui conservare i campioni del tessuto nervoso, accanto c'era un piccolo termostato a circolazione d'aria trasformato in un'incubatrice più che accettabile e poi un secondo termostato, ad alta temperatura, per trattare con la paraffina gli embrioni che in seguito venivano colorati con l'argento. Su una terza parete, sotto una finestra che affacciava su un balcone, aveva allestito il "tavolo operatorio". Consisteva in una cassetta di vetro che le aveva costruito il fratello Gino, una sorta di cappa a temperatura controllata da collocare sotto il microscopio e con due aperture circolari nelle quali infilare le braccia per fare esperimenti. Fra il tavolo operatorio e il letto c'erano altri due piccoli tavoli: su uno era collocato il microtomo con il quale gli embrioni, preparati nella paraffina e colorati con l'argento, venivano tagliati in sezioni sottilissime, poi poste sui vetrini e osservate con il microscopio che si trovava sul secondo tavolo. Il resto dell'attrezzatura comprendeva pinze da orologiaio e microforbici come quelle utilizzate per la chirurgia degli occhi. Rita era munita anche di comuni aghi da cucito che, utilizzando una pietra molare, aveva trasformato in minuscoli bisturi e in spatole, e ancora di un corredo di contenitori di vetro e reagenti che "non differiva da quello che sarebbe stato registrato a un ricercatore del secolo scorso".

Probabilmente la sua grande abilità nel preparare campioni di tessuto si era perfezionata proprio in quel periodo: dover trovare a tutti i costi soluzioni geniali anche quando i mezzi erano scarsi e piuttosto poveri aveva fatto di lei una straordinaria artigiana della ricerca. "Le leggi di Mussolini mi hanno costretto a lavorare in camera da letto, ma le ricerche cominciate allora mi hanno portato al Nobel" dichiarerà in interviste rilasciate molti anni più tardi. "Non mi aspettavo né fama né riconoscimenti. Ero semplicemente entusiasta di poter lavorare 'alla Robinson Crusoe'. Lavoravo per la bellezza."

■ La colorazione con l'argento

Colorare i tessuti da osservare al microscopio è di grande aiuto per studiarne meglio la struttura. Lo aveva capito già nel XVII secolo il padre della microscopia, l'olandese Antoni van Leeuwenhoek: nel 1673 aveva usato un colorante estratto dallo zafferano per studiare meglio i suoi campioni. Tuttavia, la tecnica diventò comune soltanto verso la metà del XIX secolo, quando prese piede la produzione industriale dei coloranti per i tessuti biologici. Per alcuni tessuti, come quello nervoso, serviva però qualcosa di diverso.
Quando l'italiano Camillo Golgi cominciò a studiare il tessuto cerebrale si rese conto che le tecniche di colorazione del tempo non permettevano di osservare i dettagli più sottili. Nel 1873, nel laboratorio organizzato nella cucina della Pia Casa degli Incurabili di Abbiategrasso, dove lavorava, mise a punto la tecnica della colorazione basata sul trattare i

campioni di tessuto con una soluzione di nitrato d'argento. Questa, all'inizio, era stata chiamata "reazione nera", perché colorava di nero le cellule nervose, rendendo visibili quelle strutture enormemente complesse in modo molto nitido. La stessa tecnica fu utilizzata in seguito e perfezionata dallo spagnolo Santiago Ramón y Cajal con il metodo della doppia impregnazione.
Golgi e Ramón y Cajal furono entrambi premiati con il Nobel per il loro contributo alla conoscenza della struttura del sistema nervoso, nonostante le loro osservazioni li avessero portati a conclusioni opposte: osservando al microscopio la rete intricata di connessioni nervose, Ramón y Cajal aveva formulato l'ipotesi che il cervello e il sistema nervoso fossero fatti di un numero di unità funzionali individuali, che l'anatomista tedesco Wilhelm von Waldeyer-Hartz chiamò "neuroni"; Golgi considerava invece il sistema nervoso come una rete continua e ininterrotta. In seguito la colorazione con l'argento è stata utilizzata per osservare diversi tipi di strutture biologiche, come i componenti delle cellule, compresi DNA e proteine.

Capitolo 4

QUEL GIORNO IN TRENO, UN PROFUMO DI FIENO

La luce limpida della primavera invadeva la stanza-laboratorio. Era l'ideale per gli esperimenti che Rita aveva appena cominciato. Con i suoi strumenti "alla Robinson", ma più che efficienti, e con la sensazione di trovarsi nella cella di un convento, studiava lo sviluppo degli embrioni di pollo sezionandoli con l'ago da cucito trasformato in un bisturi e preparando sottilissime sezioni da osservare al microscopio. Il metodo della colorazione con l'argento era straordinario per fissare, come in un'istantanea, le diverse fasi della crescita delle fibre nervose, che da uno stadio molto primitivo cominciavano ad allungarsi e ramificarsi all'interno dei tessuti. Era qualcosa presente nei tessuti a favorirne la crescita? Che cosa le faceva sviluppare? Rispondere a questa domanda era diventata la sua grande scommessa. Tra le mille difficoltà quotidiane e i dolori della guerra, la stanza-laboratorio era l'isola di Robinson, dove Rita era stata relegata e dove nello stesso tempo aveva trovato la forza di organizzarsi e di continuare a guardare lontano.

L'idea di scoprire il segreto della maturazione delle fibre nervose le era venuta circa un anno prima, quando il suo piccolo laboratorio non esisteva ancora e prima ancora che Rodolfo Amprino la spronasse a riprendere le sue ricerche. Quell'idea era nata in un pomeriggio dell'estate del 1940, durante una gita in treno. Si trovava su un ex treno merci che durante la guerra era stato adibito al trasporto di passeggeri: non aveva sedili ed era aperto su entrambi i lati. Ci si sedeva per terra e i posti migliori, in quei giorni d'estate, erano quelli vicini alle aperture. Rita viaggiava con Guido e insieme erano diretti in un villaggio di montagna; lei era seduta con le gambe all'esterno del vagone ed era pervasa dalla sensazione piacevole della compagnia del suo amico, un senso di spensieratezza, forse, simile a quello che provava durante le gite in moto con lui. "Mentre mi godevo il panorama e l'aria odorante di fieno, leggevo distrattamente un articolo, che mi era stato dato due anni prima da Levi" ricorderà Rita Levi Montalcini. L'autore di quell'articolo era l'embriologo tedesco Viktor Hamburger, che in quella pubblicazione scientifica aveva condensato il risultato delle ricerche eseguite quando era ancora in Europa, presso l'Università di Friburgo. Lì aveva lavorato in uno dei laboratori di biologia più avanzati del tempo, quello diretto da Hans Spemann, vincitore nel 1935 del Nobel per la medicina per le sue ricerche sullo sviluppo embrionale.

Gli studi in questo campo erano avvincenti e, per molti versi, costituivano un terreno inesplorato e affascinante. Erano cominciati negli anni Venti con la scommessa di riuscire a ricostruire il processo con il quale una cellula comincia a dividersi dando origine ad altre cellule fino a formare un embrione, ossia un gruppo di cellule destinate a diventare diverse parti dell'organismo, come lo scheletro, i muscoli, la testa e il sistema nervoso. Inutile dire che all'inizio l'impresa sembrava praticamente disperata. La materia prima sulla quale lavorare erano le grandi uova degli anfibi ma, per quanto grandi fossero, trovare lo strumento adatto per legarle sembrava impossibile. Quasi per caso, mentre accarezzava i capelli della sua bambina, Margrette, Spemann si rese conto che erano così sottili, elastici e robusti da poter diventare gli strumenti impossibili che stava cercando. Così, i capelli di Margrette e quelli di Christian, il bambino della più stretta collaboratrice di Spemann, la giovane Hilde Mangold Proescholdt, diventarono indispensabili per scoprire i segreti dello sviluppo embrionale. Grazie ai capelli dei due bambini, Spemann e i suoi collaboratori erano riusciti a legare le uova di rana nelle quali cominciavano a svilupparsi gli embrioni e in questo modo, in uno dei loro esperimenti più celebri, avevano separato le strutture che avrebbero dato origine all'occhio. Erano poi riusciti a trasferirle in un altro punto dell'embrione, quello in cui si trovavano le cellule destinate a dare origine alla pelle. I ricercatori avevano visto così che, nonostante il nuovo ambiente in cui erano immerse, le cellule progenitrici dell'occhio proseguivano lungo la loro strada. Quegli stessi esperimenti avevano però indicato anche un fenomeno opposto, vale a dire che le diverse regioni dell'embrione esercitano un'influenza diretta sullo sviluppo delle cellule. La conclusione era che dovesse esistere un principio organizzatore, tanto potente quanto misterioso. Era un'idea davvero entusiasmante e la corsa per scoprire il segreto di quel cosiddetto "principio organizzatore" era diventata una moda, quasi una mania.

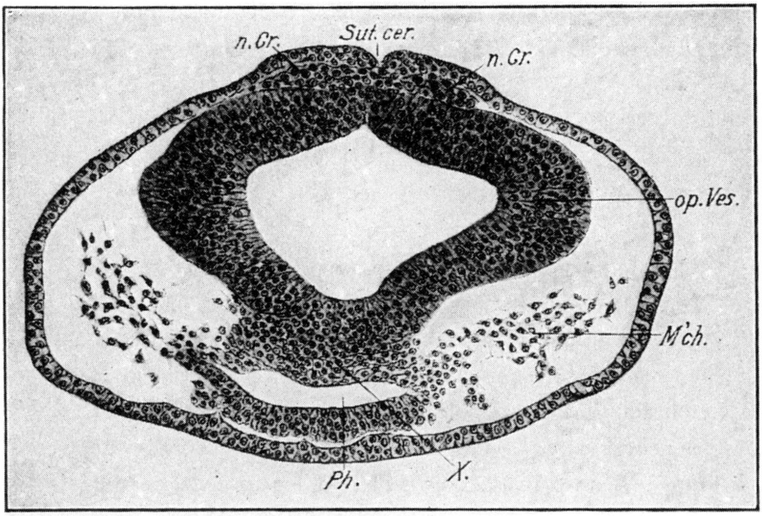

Figura 4.1 – Lo sviluppo di un embrione di pollo, immagine al microscopio del 1936. *Fonte*: Lillie, Frank Rattray (1870-1947), Internet Archive Book Images, Wikipedia.

Questo clima effervescente aveva travolto anche il giovane Viktor Hamburger non appena aveva messo piede nel laboratorio di Spemann. Anche lui avrebbe voluto partecipare alla caccia del principio organizzatore, ma il suo professore lo dirottò altrove, a studiare i meccanismi che regolavano lo sviluppo delle cellule nervose. Si mise al lavoro e, facendo un esperimento dopo l'altro sugli embrioni di rana, nel 1925 affrontò il suo primo esperimento importante, dimostrando che lo sviluppo delle fibre nervose avveniva in modo indipendente rispetto a quello delle zampe. Per anni Hamburger aveva continuato a studiare quel fenomeno sugli embrioni di pollo, ma i nuovi dati non corrispondevano più a quelli che aveva raccolto nel 1925. Nel suo articolo del 1934, quello che Rita Levi Montalcini stava leggendo in treno in un pomeriggio dell'estate del 1940, Hamburger osservava che la crescita delle fibre nervose destinate a innervare gli arti si riduceva sensibilmente quando nell'embrione gli arti venivano eliminati. Secondo lui questo accadeva perché, con l'eliminazione delle zampe, veniva a mancare un fattore induttivo, il cui compito era favorire la crescita delle cellule nervose: un'ipotesi che probabilmente risentiva del fascino dell'idea del principio organizzatore.

■ Differenziazione cellulare e cellule staminali

La differenziazione cellulare è il processo che avviene durante lo sviluppo embrionale, nel quale le cellule che si trovano in uno stadio iniziale dello sviluppo cominciano a specializzarsi, acquisendo una fisionomia precisa nello stadio adulto. Per esempio, è grazie a questo processo che le cellule staminali embrionali gradualmente si trasformano per diventare cellule della pelle, del fegato o del cervello. I meccanismi che guidano questa graduale specializzazione delle cellule sono rimasti sconosciuti per molto tempo.

Uno dei primi a cercare di comprenderli era stato l'embriologo tedesco Hans Spemann, Nobel per la medicina nel 1935, che li aveva studiati insieme alla sua più stretta collaboratrice, Hilde Mangold Proescholdt. Un altro contributo fondamentale arrivò nel 1962, quando J.B. Gurdon raggiunse l'obiettivo inseguito in oltre dieci anni di esperimenti condotti nell'Università britannica di Oxford: il primo passo era stato privare un ovocita di rana del suo nucleo e sostituirlo con quello di una cellula, quindi il nuovo nucleo aveva cominciato a regredire nello sviluppo, fino a tornare indietro nel tempo a uno stadio indifferenziato; infine la cellula aveva cominciato a dividersi fino a dare origine a un individuo. Era nato il primo clone di un vertebrato.

Un ulteriore passo in avanti è stato fatto nel 1997, con la pubblicazione dei dati relativi all'esperimento che nel Roslin Institute di Edimburgo aveva portato alla nascita della pecora Dolly, il primo clone di un mammifero. Gli embrioni ottenuti con questa tecnica, chiamata "trasferimento nucleare", permettevano di ottenere grandi quantità di cellule staminali. Da allora le ricerche di questo tipo si sono moltiplicate in tutto il mondo e hanno fornito alla ricerca gli strumenti per conoscere più in dettaglio il comportamento delle cellule staminali, che sono alla base della medicina rigenerativa.

Nel 2006 un altro esperimento condotto da Shinya Yamanaka in Giappone, nell'Università di Kyoto, ha dimostrato la possibilità di riprogrammare le cellule adulte grazie all'azione di specifici geni. Le cellule così ottenute sono state chiamate cellule staminali pluripotenti indotte (IPS).

Forse era vero che quel pomeriggio in treno Rita Levi Montalcini stava leggendo quell'articolo distrattamente, ma non poi così tanto. L'avevano colpita lo "stile limpido e l'analisi rigorosa del fenomeno, che contrastava con quella degli autori che prima di lui avevano descritto questo effetto nelle larve di anfibi". Forse per questo Rita cominciò a considerare il problema dello sviluppo delle fibre nervose sotto una nuova luce. C'era un'idea che iniziava lentamente a prendere forma mentre leggeva in quel vagone, accompagnata da un indimenticabile profumo di fieno. "Non so quanto le particolari condizioni ambientali in cui lessi l'articolo influirono sul mio desiderio di approfondire lo studio di questo effetto, ma fu una decisione che ancora oggi è in me indissolubilmente legata al ricordo di quel pomeriggio estivo e dell'odore del fieno che entrava nei vagoni" dichiarerà molti anni più tardi nella sua autobiografia. Il profumo di quella serenità continuerà ad accompagnarla anche nei momenti più difficili, come il buio nel quale si stava perdendo quando Rodolfo Amprino la scosse e le dette il coraggio di non arrendersi, o come quelli in cui la guerra e la vita la costringevano a tante separazioni.

Non vedeva da anni né il suo amico e collega Renato Dulbecco, che era al fronte, né Salvatore Luria, che dopo un breve soggiorno a Parigi si era trasferito negli Stati Uniti grazie a una borsa di studio che gli aveva fatto ottenere Enrico Fermi. Da mesi, poi, non riceveva notizie del suo professore. Nel maggio del 1940 il Belgio era stato invaso dai tedeschi e Giuseppe Levi, che allora aveva sessantotto anni, aveva nuovamente abbandonato il suo lavoro presso l'Università di Liegi. Senza un'occupazione, povero e costretto a vivere clandestinamente, cercava di tornare in Italia. Riuscì a dare notizie di sé solo dopo alcuni mesi di fuga: Rita ricevette una sua cartolina. "Il caro vecchio Levi" era ancora vivo e nell'agosto del 1941 era nuovamente in Italia, nella sua Torino.

Anche per lui le porte dell'Università erano chiuse, ma la camera di Rita era un'isola nella quale poter continuare a lavorare, a farsi domande e a cercare risposte. La sua voce tonante risuonava nella piccola stanza e con la sua figura imponente il professore era già una parte indispensabile del piccolo laboratorio, indubbiamente il "pezzo più ingombrante", come lo definiva Rita con affetto, descrivendo i movimenti goffi con i quali si muoveva negli stretti spazi fra i tavoli da lavoro, mettendo a rischio la stabilità dei preziosissimi microscopi e l'integrità dei contenitori in vetro. Insieme cercavano di scoprire il segreto dello sviluppo dei centri nervosi nell'embrione. Con degli aghi trasformati in bisturi continuavano a operare gli embrioni per osservare gli effetti dell'amputazione delle gemme degli arti sullo sviluppo del sistema nervoso periferico. Ripetevano gli esperimenti nelle diverse fasi dello sviluppo e ogni volta osservavano l'effetto prodotto nel tessuto nervoso grazie alla colorazione con l'argento. "Con mio grande orgoglio diventò il mio primo e unico assistente" dirà Rita di Levi in un'intervista. Di giorno in giorno analizzavano nuovi campioni di tessuto embrionale, nel quale le minuscole linee scure tracciavano lo sviluppo delle fibre nervose; un campione dopo l'altro, si faceva strada un'interpretazione diversa da quella del fattore induttivo presentata nell'articolo scritto nel 1934 da Viktor Hamburger. I vetrini preparati alla perfezione da Rita con la colorazione con l'argento erano ormai lontanissimi dai "pasticci" dei primi anni dell'università e mostravano qualcosa di nuovo e interessante: le fibre nervose cominciavano a differenziarsi e a crescere normalmente negli embrioni nei quali erano state eliminate le gemme che avrebbero dato origine agli arti, ma non appena raggiungevano il moncone dell'arto amputato cominciavano a degenerare, fino a morire. Perché lo sviluppo procedeva normalmente fino a un certo punto per poi arrestarsi inesorabilmente? Forse eliminare gli arti non significava eliminare un fattore induttivo della crescita delle fibre nervose, come quello proposto da Viktor Hamburger. Si sarebbe potuto invece eliminare un fattore "trofico", ossia capace di favorire la crescita delle fibre nervose.

Per Rita quello era un punto di vista nuovo e straordinariamente interessante. Così come era un dato inedito la morte delle cellule che i vetrini mostravano così chiaramente. Soltanto a distanza di tre decenni, all'inizio degli anni Settanta, quel fenomeno cominciò a essere studiato e gli fu assegnato anche un nome: "apoptosi". Tutto era enormemente vivo ed entusiasmante in quel minuscolo laboratorio, dove la voce di Levi continuava a risuonare senza sosta. Come Robinson sulla sua isola, Rita aveva trovato un equilibrio così perfetto da sfidare perfino la guerra.

Apoptosi

L'apoptosi è la morte programmata delle cellule. Sebbene il fenomeno fosse stato osservato già negli anni Quaranta dalla stessa Rita Levi Montalcini, è stato studiato in modo sistematico soltanto in seguito e il termine risale al 1972, quando fu coniato da J.F. Kerr, A.H. Wyllie e A.R. Currie, che si erano ispirati al termine greco che indica la caduta delle foglie in autunno. Si tratta di un meccanismo diverso dalla necrosi, perché in quest'ultima la morte cellulare avviene in modo incontrollato.

Nel 1986 il biologo statunitense H.R. Horvitz scoprì nel minuscolo verme *Caenorhabditis elegans* quattordici geni legati alla morte programmata e per queste ricerche nel 2002 ha ricevuto il Nobel per la medicina insieme a Sydney Brenner e a John Sulston. È un fenomeno che avviene naturalmente per favorire il ricambio delle cellule, per esempio in organi come la pelle. Si calcola, per esempio, che in un organismo adulto muoiano ogni giorno da cinquanta a settanta miliardi di cellule a causa dell'apoptosi. La morte programmata delle cellule è anche un meccanismo indispensabile durante lo sviluppo embrionale, per la corretta crescita dell'individuo: gruppi di cellule muoiono per essere sostituite da altre, permettendo ai tessuti di essere rimodellati continuamente. In terzo luogo, questo meccanismo di morte programmata può essere attivato anche in risposta a situazioni di stress, come infezioni ed eventi traumatici.

Nel 1943 le forze anglo-americane avevano cominciato i bombardamenti più intensi su Torino e non c'era notte in cui l'urlo delle sirene non costringesse a fuggire in cantina. A ogni allarme Rita correva al riparo portando con sé il microscopio: "Con le mie idee, era tutto ciò che possedevo." Vivere in città con la continua minaccia delle bombe diventava ogni giorno più difficile. Così, con la sua famiglia, Rita decise di rifugiarsi nelle campagne di un paese dell'astigiano a un'ora dal capoluogo piemontese. Naturalmente, aveva portato con sé il suo minilaboratorio, che nella nuova sistemazione era stato allestito in un angolo della stanza da pranzo. Era la stanza dove la famiglia si riuniva, ma un po' di confusione in più non era un problema: i suoi esperimenti andavano avanti. Il problema, semmai, era riuscire a trovare le uova: "Andavo in bicicletta da una collina all'altra, pregando i contadini di vendermele 'per i miei bimbi'. Con tono indifferente m'informavo se c'erano galli nel pollaio, perché, spiegavo le uova gallate erano più nutrienti" racconterà ricordando quel periodo avventuroso, contemporaneamente straordinario e doloroso. Trovare le uova era indispensabile e sempre più difficile. Per questo, dopo essere state la materia prima per gli esperimenti sullo sviluppo delle fibre nervose, le uova passavano in cucina. Quando Gino se ne rese conto "rifiutò decisamente le uova strapazzate e le frittate che sino ad allora aveva giudicato eccellenti". A complicare le cose c'erano anche le continue interruzioni elettriche, che non facevano certamente bene al termostato nel quale si stavano sviluppando gli embrioni.

Tuttavia, anche se in modo così avventuroso, gli esperimenti procedevano e l'obiettivo diventava sempre più chiaro: l'idea che si delineava nella sua mente prendeva forma di giorno in giorno. Rita se ne accorse, per esempio, in primavera, osservando un piccolo gruppo di anatroccoli seguire la madre in fila indiana, tuffandosi di tanto in tanto nelle pozzanghere ai lati del sentiero. Quel movimento le ricordava quello delle cellule nervose che, all'inizio dello sviluppo, cominciavano a separarsi dalla struttura centrale che le aveva generate per muoversi una dietro l'altra verso la periferia seguendo vie ben precise, proprio come gli anatroccoli. Era ancora la primavera a suggerirle l'immagine più efficace per descrivere altre cellule nervose, quelle che si spostavano in blocchi numerosi, come uccelli migratori. "Il fatto di osservare per la prima volta i fenomeni naturali, ignorati da chi vive in città, come il risveglio della natura in primavera, mi rallegrava e stimolava nello studio del sistema nervoso in via di sviluppo ed esso mi appariva in una luce diversa da come lo conoscevo attraverso i libri di neuroanatomia" scriverà ricordando quel periodo incredibile. La concentrazione con la quale seguiva le sue idee era tale che avere il laboratorio nel viavai nella stanza da pranzo non era un problema. Anzi, era diventato così stranamente silenzioso senza la voce tonante di Giuseppe Levi.

Il professore era rimasto a Torino e, come quando risiedeva in Belgio, Rita Levi Montalcini lo raggiungeva spesso in città, dove insieme incontravano amici comuni per discutere di quanto stesse accadendo intorno a loro e dove riuscirono a mettere nero su bianco i risultati delle osservazioni sullo sviluppo delle fibre nervose. Visto che pubblicare un articolo scientifico in Italia era però impossibile, lo scritto fu inviato alla rivista belga *Archives de Biologie*. A Torino, intanto, era tornato anche Renato Dulbecco, reduce dal fronte russo. "Fu terribile" dirà lui stesso raccontando in un'intervista l'esperienza della guerra, alla quale aveva partecipato come medico militare e dalla quale aveva visto tornare appena il 20% degli uomini del suo reggimento. I giorni drammatici, però, non erano ancora finiti. L'8 settembre 1943 arrivò l'annuncio dell'armistizio e di lì a poco la famiglia di Rita Levi Montalcini decise di partire.

Rifugiarsi in Svizzera non era più possibile e non restava che andare verso sud. Per puro caso si ritrovarono a Firenze, all'inizio ospiti di un'amica di Paola e poi divisi: Rita, la madre e Paola in una stanza al pianterreno al centro della città, Gino e Mariuccia poco distanti. Avere trovato un rifugio era stata una fortuna e poter riprendere gli esperimenti sarebbe stato il massimo. Le porte dell'Università di Firenze, però, rimasero chiuse. L'unica occupazione possibile per Rita e Paola era preparare le carte d'identità false per gli amici che non avevano i documenti. A Firenze arrivò anche Giuseppe Levi, per raggiungere la moglie e due dei figli, in una casa poco distante da quella in cui Rita viveva con la sua famiglia. Il professore e la sua allieva ripresero così la tradizione delle lunghe passeggiate durante le quali discutevano delle loro ricerche e insieme lavorarono a una nuova edizione del trattato di istologia di Levi. Arrivò così l'agosto del 1944, con la proclamazione dello stato di emergenza che si concluse l'11 settembre, con l'ingresso delle truppe inglesi a Firenze. La clandestinità era finalmente finita e i documenti falsi non servivano più: con il suo vero nome Rita Levi Montalcini aveva ottenuto il distintivo della Croce Rossa e aveva cominciato a lavorare come medico in una vecchia caserma in periferia, dove era stato allestito un centro per assistere i tanti sfollati che arrivavano dal Nord, dove si combatteva ancora. "Era in corso un'epidemia di tifo e i malati morivano a decine. Facevo di tutto: il medico, l'infermiera, la portantina. Giorno e notte. È stato molto duro e ho avuto fortuna a non ammalarmi" racconterà in seguito. "Il rischio del contagio, al quale mi esponevo continuamente, attenuava il senso di colpa per non aver preso parte attivamente come avrei voluto alla guerra partigiana. Il pericolo mortale cui era esposta la mamma che non potevamo abbandonare, e la mia costituzionale incapacità per la vita cospirativa, come l'aveva definita Guido, mi avevano dissuasa dal parteciparvi" scriverà nella sua autobiografia.

Nel frattempo a Torino, non appena ristabilito dalla grave ferita alla spalla che gli era stata inferta in guerra, Renato Dulbecco non era tornato nell'esercito e con sua moglie si era rifugiato in un piccolo paese a una cinquantina di chilometri dalla città. Non aveva intenzione di arruolarsi tra i partigiani, ma decise di aiutarli come medico e imparò anche a fare il dentista. "Parlando con loro, capivo perché fossero diventati partigiani e divenni il loro medico. Li ho aiutati molte, molte volte" ricorderà in un'intervista. Nel frattempo, in bicicletta, continuava a fare la spola con Torino, dove aveva ripreso a frequentare il Dipartimento di anatomia patologica dell'Università, che durante i bombardamenti aveva rischiato più volte di diventare un bersaglio perché molto vicino a una fabbrica di cuscinetti a sfera. Tramite un amico, medico come lui,

Dulbecco si era iscritto a un piccolo partito, al quale contribuiva con la sua esperienza di medico, per esempio insegnando alle donne le prime tecniche di pronto soccorso. Per Rita invece l'esperienza in ospedale, e soprattutto il senso di impotenza davanti alla morte, la convinsero definitivamente, se ce ne fosse stato ancora bisogno, che non avrebbe mai scelto la professione medica.

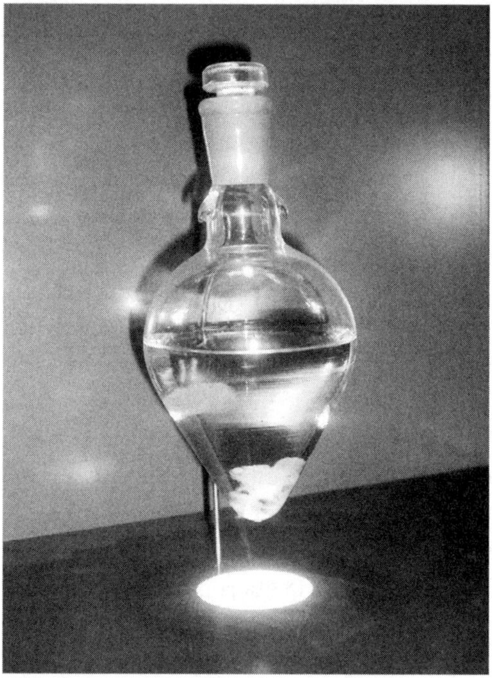

Figura 4.2 – L'esperimento del 1944 con cui Oswald Avery, Colin MacLeod e Maclyn McCarty hanno dimostrato che l'informazione genetica risiede nel DNA. *Fonte*: Bbkkk, Wikipedia.

Arrivò la fine della guerra e nel maggio del 1945 Rita si mise in viaggio per tornare al Nord, verso casa, su un affollatissimo camion di soldati americani. Gino era con lei e presto avrebbero rivisto la sorella Nina, che con il marito e i figli si era rifugiata in Svizzera. La prima tappa fu

Milano e poi intrapresero un altro viaggio avventuroso verso Torino. Inevitabilmente la città era cambiata ed era cambiata anche Rita. Era finalmente rientrata all'Università e lo aveva fatto dalla porta principale, riprendendo il ruolo di assistente di Giuseppe Levi, di nuovo in cattedra più esuberante che mai. Ma qualcosa in lei non andava. Aveva ripreso i suoi esperimenti di neurobiologia insieme a Rodolfo Amprino, ma le ricerche alle quali si era dedicata nella clandestinità ora le sembravano lontanissime, troppo ambiziose e quasi impossibili da realizzare. Sapeva, però, che il laboratorio di Giuseppe Levi era ancora quanto di più avanzato e in linea con i tempi si potesse immaginare, tanto da dire a Renato: "Perché non torni da Levi?" Lui seguì il suo consiglio e da allora, probabilmente, l'amicizia tra i due cominciò a rafforzarsi, consolidandosi talmente da durare per decenni. "Nel laboratorio di Levi mi occupavo soprattutto di colture di tessuti, ma non durò molto a lungo. La cosa più importante per me era interagire con Rita" dichiarerà Dulbecco in un'intervista. "Diventammo amici" ricordava ancora "e parlavamo continuamente del futuro, di che cosa avremmo fatto, di quello che sarebbe accaduto." Insieme immaginavano come sarebbe cambiata la scienza, il nuovo volto della biologia e soprattutto dei geni, dei quali entrambi avevano allora una nozione molto vaga.

Appena un anno prima, negli Stati Uniti, i biologi Oswald Avery, Colin MacLeod e Maclyn McCarty avevano pubblicato i risultati secondo i quali l'informazione genetica risiede nel DNA. Fino ad allora questa molecola non era stata che un misterioso principio trasformante. Per due giovani ricercatori come Rita e Renato i geni erano un tema di discussione entusiasmante. "Avevamo una vaga nozione che potesse esistere qualcosa di simile ai geni e a scuola nessuno ci aveva insegnato la genetica" ricordava Dulbecco. Le pubblicazioni che potevano consultare non erano di grande aiuto in questo senso: riguardavano argomenti strettamente medici, come l'istologia, l'anatomia e la patologia: nulla che potesse dare un'idea precisa di che cosa fossero i geni. "Sapevamo qualcosa e parlavamo di quello che conoscevamo" e così, una conversazione dopo l'altra, Rita cominciò a pensare a un nuovo metodo per visualizzare i geni e Dulbecco ricorderà che gli disse: "Tu sai bene la matematica, perché non ti iscrivi a fisica, potrebbe tornare utile in questo campo di ricerca." La fisica era una sua vecchia passione, dunque accettò la proposta di Rita.

Dopo quasi dieci anni Renato Dulbecco si ritrovava a seguire una via simile a quella intrapresa da Salvatore Luria, che della fisica aveva subito il fascino immediatamente dopo la laurea. Si buttò a capofitto nello studio. Il suo bagaglio di conoscenze gli permise di saltare il primo anno e, all'inizio del terzo anno di studi accadde un evento decisivo: Salvatore, che aveva scelto di modificare il suo nome in Salvador Edward Luria, era di ritorno per un breve periodo dagli Stati Uniti. "Era venuto a Torino soprattutto per salutare Rita, della quale era un grande amico. Rita gli suggerì di parlare con me a proposito delle nuove idee sui geni." Probabilmente Rita gli aveva suggerito molto di più, prospettando a Luria già qualche tempo prima, in una lettera, l'opportunità di invitare Dulbecco negli Stati Uniti. Le strade di quel "magnifico trio" di allievi di Giuseppe Levi continuavano a incontrarsi, unite dalla curiosità e spinte dalla ricerca di qualcosa di assolutamente nuovo. Renato raccontò a Salvatore che stava studiando fisica per trovare gli strumenti adatti a studiare i geni. "Diamine, ma è quello che sto facendo!" esclamò Salvatore. Luria portava avanti quelle ricerche nell'Università dell'Indiana e propose al collega di seguirlo per lavorare insieme. Renato non ci pensò su due volte. Era il 1946 e non era ancora semplice richiedere un visto, ma l'iter burocratico si mise subito in movimento.

Nello stesso periodo e in quello stesso edificio Giuseppe Levi ricevette una lettera dagli Stati Uniti, in particolare dalla Washington University di St. Louis. La firma era quella di Viktor Hamburger, l'autore della ricerca che Rita leggeva in treno in quel pomeriggio del 1940. Hamburger aveva letto l'articolo che nel 1943 Rita Levi Montalcini e Giuseppe Levi avevano pubblicato sugli *Archives de Biologie*, giungendo a conclusioni così diverse dalle sue, e proponeva a Levi di far andare Rita a studiare da lui per un semestre, in modo da esplorare insieme quel tema di ricerca. Levi chiamò Rita nel suo studio e le fece leggere la lettera. "L'idea mi attraeva molto, ma non volevo interrompere bruscamente i corsi, appena iniziati, di biologia, né le ricerche che avevo intrapreso con Rodolfo Amprino. Pertanto rinviai la decisione all'anno seguente" racconterà. Nonostante questa reazione così ponderata e pacata, la stessa Rita Levi Montalcini riconoscerà, tuttavia, che "la proposta di Hamburger agì come un salutare antidoto allo stato di sfiducia e depressione che mi faceva giudicare con un eccesso di lucidità, e di pessimismo, i risultati che avevo ottenuto".

Capitolo 5

SOLO POCHI GIORNI, INVECE...

Genova si allontanava mentre la nave polacca Sobiesky cominciava il suo viaggio attraverso l'Atlantico. Era il 19 settembre 1947 e i contorni delle case erano ammorbiditi da una luce soffusa e dolce, malinconica come il saluto che i passeggeri stavano dando all'Italia. Cominciava una traversata di due settimane che per moltissimi segnava l'inizio di una nuova vita, tra mille pensieri, domande, dubbi e progetti che in quel momento si affollavano nella mente. Alcuni sapevano che probabilmente non sarebbero più tornati indietro, altri lo avrebbero fatto dopo molto tempo e altri ancora progettavano di rientrare dopo un soggiorno relativamente breve. Rita Levi Montalcini era tra questi. Aveva accettato l'invito di Viktor Hamburger, l'embriologo autore dell'articolo che nel 1940 l'aveva tanto incuriosita e catturata. Hamburger l'aveva invitata a lavorare per un semestre nel suo laboratorio a St. Louis e questo era il periodo di tempo che Rita intendeva trascorrere negli Stati Uniti. Non la pensava allo stesso modo Renato Dulbecco, diretto invece a Bloomington, nello Stato dell'Indiana: il suo programma era di fermarsi molto a lungo. Nessuno dei due sapeva che l'altro fosse a bordo. "Senza saperlo, ci ritrovammo sulla stessa nave" racconterà mezzo secolo più tardi Renato Dulbecco in un'intervista, ripensando ancora divertito a quell'incontro inatteso. "Facevamo lunghe passeggiate sul ponte parlando del futuro, delle cose che volevamo fare." Rita gli raccontava le sue idee sullo sviluppo embrionale e Renato le parlava delle colture cellulari e delle cose straordinarie che avrebbero permesso di fare in fisiologia e medicina. Dopo la grande fatica per organizzare la partenza e ottenere il visto, la tranquillità di quei momenti era impagabile e preziosa, nonostante il mare fosse piuttosto irrequieto e burrascoso. "Rinunziando alla piscina, dove tutti i giorni i passeggeri facevano lunghi bagni, Renato e io ci riparavamo sottocoperta e facevamo progetti per il futuro" scriverà Rita nella sua autobiografia. Probabilmente quei discorsi aiutavano entrambi ad affrontare un domani che si annunciava entusiasmante, accompagnato dal vento di novità che in quegli anni stava soffiando sulla biologia. "Tutti e due eravamo d'accordo sull'importanza di studiare i geni come elementi primi dell'organismo" racconterà ancora Dulbecco.

Come accadeva quando erano a Torino, i geni e la loro natura continuavano a essere un tema appassionante delle loro discussioni. A entrambi era chiaro che questo nuovo filone di ricerca avrebbe avuto un enorme impatto su moltissimi settori della biologia. Soltanto quattro anni prima le conferenze del fisico Erwin Schrödinger, pubblicate nel libro intitolato *Che cos'è la vita?*, avevano scosso il mondo della ricerca. La domanda cruciale era se fosse stato possibile spiegare i fenomeni del mondo vivente utilizzando i concetti e il linguaggio della fisica e della chimica. Sarebbe stata quella la strada da percorrere per capire che cosa fossero i geni? Renato si preparava entusiasta a esplorare questo mondo affascinante e sapeva che nel laboratorio di Luria avrebbe potuto farlo al meglio. Rita non era altrettanto ottimista riguardo alle ricerche sullo sviluppo embrionale del sistema nervoso, anzi, era preoccupata per i pochi mezzi sui quali questo settore ancora acerbo della ricerca avrebbe potuto contare. A interrompere quelle giornate fatte di lunghe riflessioni, ragionamenti e sogni sul futuro si stagliò improvvisamente all'orizzonte la Statua della Libertà. Era l'alba e lo sbarco a New York, che durò moltissime ore, segnava l'inizio di un'avventura straordinaria. Sia per Rita sia per Renato la realtà che avrebbero affrontato sarebbe stata immensamente più avvincente di tutti i sogni che avevano riempito il loro lungo viaggio fino agli Stati Uniti. A New York i due si salutarono, questa volta con la certezza che si sarebbero rivisti presto. Rita Levi Montalcini era diretta nel Missouri e Dulbecco nell'Indiana, ma sarebbero rimasti in contatto grazie alle lettere e si sarebbero incontrati nei convegni scientifici: ci sarebbero state molte occasioni per discutere delle loro ricerche e per confrontarsi sulle tante nuove idee che emergevano dai laboratori di biologia. Nonostante la distanza che li avrebbe separati, la loro amicizia era destinata a diventare sempre più profonda. "L'affetto c'era dall'inizio, ma l'amicizia è nata e si è consolidata in quel periodo" racconterà Rita Levi Montalcini. "Negli anni successivi ci saremmo visti spesso, o a Bloomington, dove io andavo a trovarlo, o a St. Louis quando lui veniva da me." Dulbecco avrebbe raggiunto Luria, che nel gennaio di quell'anno aveva preso la cittadinanza statunitense e che nell'Università dell'Indiana lo avrebbe trascinato in una delle avventure più travolgenti della biologia moderna.

Tutto era cominciato nel 1940, quando Luria aveva incontrato il fisico Max Delbrück, lo stesso che abbiamo conosciuto nel secondo capitolo di questo libro e che negli anni Trenta, nella sua casa di Berlino, aveva ospitato le riunioni clandestine nelle quali i fisici e i biologi cominciavano per la prima volta a confrontarsi. Sebbene quel dibattito non si fosse mai interrotto, l'incontro fra Delbrück e Luria era stato decisivo per riuscire finalmente a concretizzare quelle idee. Insieme i due avevano cominciato una serie di esperimenti sui virus che infettano i batteri, chiamati batteriofagi (o più comunemente fagi), stabilendo che ciascun batterio può essere infettato solo da un ceppo di fagi. Fino ad allora si riteneva comunemente che i batteri non avessero cromosomi né geni, ma l'esperimento condotto nel 1943 da Delbrück e Luria dimostrò il contrario, ossia che i batteri avevano geni e che questi ultimi erano soggetti a mutazioni. Nello stesso anno i due avevano intrapreso un altro esperimento cruciale in questa direzione, al quale si era unito il batteriologo Alfred Hershey, originando il primissimo nucleo del Gruppo del fago. Si chiamava così il piccolo gruppo di ricerca nato spontaneamente e che avrebbe gettato le basi della genetica dei batteri e poi della biologia molecolare. Presto entrarono a farne parte Seymour Benzer, Gunther Stent e Franklin Stahl. Si era unito a loro anche un giovane allievo di Luria, James D. Watson, che dieci anni più tardi avrebbe scoperto la struttura a doppia elica della molecola che racchiude l'informazione genetica, il DNA. Nel 1945 il Gruppo del fago aveva organizzato la sua prima conferenza ufficiale a Cold Spring Harbor e da allora gli incontri erano diventati un appuntamento annuale per i fisici e i biologi di tutto il mondo. Non appena arrivato nell'Università dell'Indiana, anche Renato Dulbecco entrò a far parte del Gruppo.

La biofisica

Applicare i principi e i metodi della fisica allo studio degli esseri viventi a tutti i livelli di organizzazione, dal livello molecolare agli organismi, è l'obiettivo della biofisica. Sebbene il primo libro di testo di biofisica risalga al 1856, questa disciplina ha cominciato a vivere il suo sviluppo più pieno a partire dagli anni Quaranta, in seguito alla pubblicazione del libro *Che cos'è la vita?* di Erwin Schrödinger, che proponeva l'idea che l'informazione genetica fosse racchiusa in una molecola comune a tutti i viventi.

Sulla scia di questa intuizione e grazie alle tecniche che questa disciplina continuava ad affinare, dialogando con settori affini come la biochimica e la genetica, nel 1953 arrivò il primo grande successo con la scoperta della struttura a doppia elica della molecola della vita, il DNA. Da allora la biofisica ha vissuto uno sviluppo intenso, fornendo gli strumenti per scoprire la struttura di proteine di importanza fondamentale, come l'emoglobina, gettando le basi della rivoluzione delle biotecnologie fra gli anni Settanta e Ottanta e affermandosi come uno dei pilastri della biologia moderna.

La biologia, a quei tempi, stava assumendo un carattere completamente diverso rispetto al passato, tanto che Delbrück osservava che "se è vero che l'essenza della vita è l'accumularsi di esperienza attraverso le generazioni, allora si potrebbe sospettare che il problema chiave della biologia, da un punto di vista fisico, sia come la materia vivente riesca a registrare e a perpetuare le sue esperienze". La caccia ai geni era cominciata ed era avvincente. Nello stesso periodo anche l'embriologia si trovava nel pieno di un cambiamento profondo e altrettanto affascinante, nonostante le tante difficoltà tecniche che ancora spaventavano Rita. Il sistema nervoso appariva come una foresta così ramificata da essere quasi impenetrabile, come lo descriveva la metafora preferita da tanti ricercatori impegnati in queste ricerche, a partire dallo stesso Camillo Golgi. Proprio la colorazione con l'argento, infatti, tracciava in maniera estremamente nitida l'intrico scuro delle fibre nervose.

Come abbiamo visto, una delle scommesse dell'epoca era riuscire a individuare il fattore che controllava lo sviluppo delle fibre nervose: questo era il grande tema al centro dell'articolo pubblicato nel 1940 da Viktor Hamburger e al quale Rita Levi Montalcini aveva risposto, insieme a Giuseppe Levi, nel suo laboratorio "alla Robinson" allestito in casa negli anni della guerra. Le conclusioni di quelle ricerche erano molto diverse: da un lato c'era il fattore induttivo ipotizzato da Hamburger, dall'altro il fattore di crescita ipotizzato da Levi Montalcini e Levi. Era quanto mai importante riuscire a verificare quale fosse l'ipotesi corretta, perché le conseguenze di quella scoperta avrebbero potuto essere davvero importantissime sia dal punto di vista teorico sia per le possibili ricadute. Per questo Hamburger aveva deciso di invitare Rita Levi Montalcini nel suo laboratorio: insieme avrebbero ripetuto gli esperimenti che entrambi avevano condotto anni prima sugli embrioni di pollo. "Nonostante avessi programmato di restare a St. Louis per dieci o dodici mesi, gli eccellenti risultati delle nostre ricerche resero per me imperativo rinviare il mio rientro in Italia" dirà molti anni dopo Rita Levi Montalcini. Fu così che quello che avrebbe dovuto essere un soggiorno di pochi mesi si trasformò in un'esperienza di trent'anni.

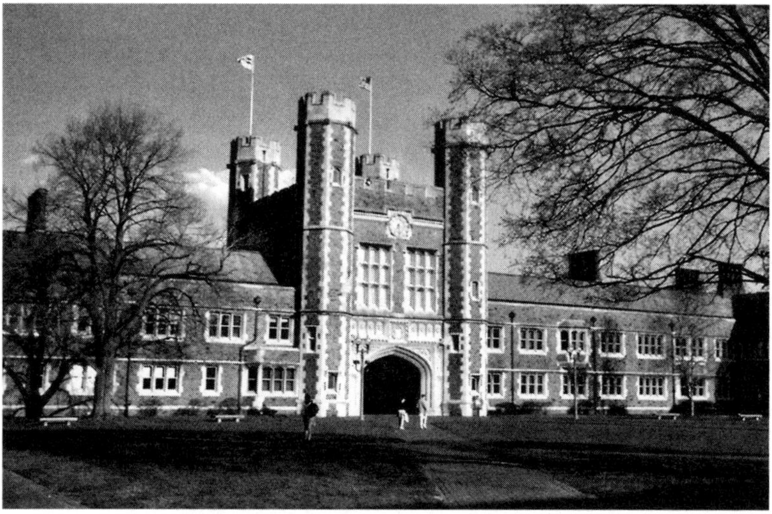

Figura 5.1 – La Washington University a St. Louis. *Fonte*: Wikipedia.

Anche Hamburger aveva attraversato l'Atlantico per affrontare un periodo di lavoro relativamente breve, ma quando, nell'autunno del 1947, accolse Rita Levi Montalcini nel suo laboratorio, si trovava negli Stati Uniti già da quindici anni. Era arrivato nell'ottobre del 1932 dall'Università di Friburgo a quella di Chicago con una borsa di studio della Rockefeller Foundation ed era rimasto a bocca aperta alla vista dei grattacieli di New York: per uno che, come lui, aveva trascorso "la maggior parte della vita in piccole città idilliache", quelle costruzioni gigantesche erano "impressionanti e in qualche modo spaventose". Era arrivato lì per diffondere la tecnica di microchirurgia messa a punto dal suo professore, Hans Spemann, e dalla giovane Hilde Proescholdt Mangold. Appena arrivato nel Dipartimento di zoologia dell'Università di Chicago, aveva lavorato nel laboratorio di un amico di Spemann, Frank Lillie, che allora conduceva esperimenti sugli embrioni di pollo. "È stato così" racconterà Hamburger "che la mia transizione dagli anfibi agli embrioni di pollo ha coinciso con il mio trasferimento dal Vecchio al Nuovo mondo."

La vita relativamente tranquilla di Chicago era stata improvvisamente scossa da una lettera dalla Germania che lo informava che, in seguito all'avvento del nazismo, il suo incarico all'Università di Friburgo non avrebbe potuto essere rinnovato a causa delle sue origini ebraiche. Fortunatamente, la Rockefeller Foundation si era immediatamente attivata in soccorso dei ricercatori tedeschi che stavano affrontando le stesse difficoltà. Così l'incarico di Hamburger era stato rinnovato per due anni, un periodo sufficiente per conoscere più a fondo i meccanismi del sistema universitario americano e riuscire a ottenere un ruolo presso la Washington University a St. Louis. Lì si era trasferito nel 1935 e nel 1941 era diventato capo del Dipartimento di zoologia. Quando aveva letto l'articolo che Rita Levi Montalcini e Giuseppe Levi avevano pubblicato nel 1943 sulla rivista belga *Archives de Biologie* il suo interesse si era destato: "Naturalmente accettai la sua ipotesi, ma sentivo che quell'analisi avrebbe potuto fare passi in avanti e che una collaborazione con Levi Montalcini avrebbe potuto chiarire alcuni punti ancora irrisolti, come la natura dell'agente che avevo postulato nel mio paradigma" ricorderà Hamburger nella sua autobiografia. Il risultato di queste riflessioni era stata proprio la lettera indirizzata a Giuseppe Levi, nella quale invitava Rita Levi Montalcini a lavorare per un periodo nel suo laboratorio.

A bordo dello *Spirit of St. Louis*, "il treno più lussuoso" sul quale avesse mai viaggiato, Rita ripensava all'altro viaggio in treno, quello dell'estate del 1940, durante il quale aveva letto l'articolo di Hamburger, immersa in un indimenticabile profumo di fieno. Il suo arrivo all'Istituto di zoologia della Washington University, nell'autunno del 1947, avrebbe segnato l'inizio del periodo più fertile della sua carriera. "Non seppi mai quale fu l'impressione di Hamburger sulla mia persona: la mia fu subito positiva" ricorderà Rita rievocando quel primo colloquio che durò più di un'ora. "Ci trovammo d'accordo nel ripetere ancora una volta l'esperimento basato sull'eliminazione delle strutture embrionali che avrebbero dato origine alle zampe" dirà Hamburger. La risposta che quell'esperimento avrebbe fornito era molto più importante di quanto potesse sembrare.

Lui e Rita Levi Montalcini avevano deciso di concentrarsi sui gangli spinali, come aveva fatto Rita nei suoi esperimenti, anziché sulle strutture che controllano i neuroni del movimento. L'obiettivo era verificare se esistesse effettivamente qualcosa in grado di indurre la crescita delle fibre nervose, come Rita aveva sostenuto fin dall'articolo del 1943, e gli embrioni di pollo continuavano a essere la materia migliore su cui condurre gli esperimenti, perché erano molto facili da maneggiare. Per lei era cominciato così un periodo di lavoro dai ritmi serrati, con intere domeniche trascorse "in compagnia degli embrioni", come scriveva nelle tante lettere inviate in quel periodo alla famiglia, soprattutto alla madre e alla gemella Paola, raccolte molti anni più tardi nel volume *Cantico di una vita*. Era un grandissimo entusiasmo, addirittura uno "stato d'animo gioioso", a incoraggiarla nell'affrontare con tanta forza e determinazione quella nuova impresa, come traspariva dalle parole che in una delle lettere indirizzava alla gemella Paola: "Tutte e due mordiamo con passione il nostro osso e penso che la nostra vita sia assai più interessante di quella del 99% delle donne."

Come era accaduto già molte altre volte in passato e come probabilmente era sempre stato nella sua natura, la grinta travolgente che scandiva il suo impegno nel lavoro e nella vita conviveva con aspetti di grande fragilità. La stessa Rita ne parlava con i suoi cari quando diceva di sé: "Sono prudente e pavida come i coniglietti selvatici che circolano con gli scoiattoli nei parchi e si spingono nel centro della città, sbirciando tra i cespugli." Un giorno dopo l'altro continuava ad analizzare al microscopio i campioni di cellule nervose, nitidi e scuri nei preparati grazie alla colorazione con l'argento, con migliaia di cellule incolonnate in modo impeccabile, come gli anatroccoli che osservava tanti anni prima dalla finestra della sua stanza-laboratorio. Ogni nuova osservazione non faceva che mettere in luce un dinamismo fino ad allora insospettato dalle teorie sullo sviluppo del sistema nervoso più accreditate: per Rita quelli che osservava erano "fenomeni rivelatori della strategia adottata dal sistema nervoso che differiva totalmente da quella che gli era stata attribuita". Non c'erano ancora gli strumenti sperimentali per riuscire a confermare la nuova ipotesi, ma la strada era aperta e il pessimismo era scomparso: quelle osservazioni segnavano "la fine di un lungo periodo di perplessità sul significato delle ricerche che perseguivo da tanti anni, ma sigillò un patto di alleanza a vita tra me e il sistema nervoso. Non l'avrei rotto, né me ne sarei mai pentita".

La fiducia di Rita fu ripagata molto presto, annunciata da "un odore quanto mai stimolante di tartufi. Ho fiducia nel mio olfatto e penso di essere sulle tracce di qualche grosso esemplare": così aveva scritto alla mamma e a Paola una mattina di gennaio del 1950. Non si sbagliava, perché a dare una sferzata al ritmo degli esperimenti era arrivato l'articolo di un ex studente di Hamburger, Elmer Bueker, che all'epoca lavorava presso l'Università di Georgetown e che descriveva l'impianto negli embrioni di pollo di due forme di tumore, il sarcoma 180 e il sarcoma 37. I tumori erano stati invasi dalle fibre nervose nate dai gangli spinali adiacenti, ma non dai nervi motori. Perché? Capirlo avrebbe significato molto probabilmente riuscire a identificare il meccanismo che stimolava lo sviluppo delle cellule nervose. Per questo "si decise con Viktor di sospendere gli esperimenti che avevamo in corso e di ripetere quelli di Bueker". D'accordo con Bueker, Rita Levi Montalcini e Viktor Hamburger si misero al lavoro: cominciava una nuova serie di osservazioni.

Dal Jackson Laboratory, un istituto di ricerca no-profit specializzato nello studio dei tumori, erano stati fatti arrivare topi da laboratorio portatori delle due forme di sarcoma. Da questi venivano prelevati frammenti di tessuto tumorale poi trasferiti negli embrioni di pollo. Anche allora cominciò a svilupparsi negli embrioni un vero e proprio groviglio di fibre nervose sensoriali e del sistema simpatico, ma non da neuroni del movimento. "Fu in un giorno dell'autunno del 1950 che il blocco fu improvvisamente rimosso e quella che era stata sino ad allora un'impressione, divenne assoluta certezza" scriverà Rita. "Ebbi la certezza che il tumore rilasciava in circolo un fattore di natura umorale dotato della proprietà di accelerare i processi differenziativi delle cellule simpatiche e, in modo meno imponente, di quelle sensitive, e di stimolare la produzione precoce ed eccessiva e la distribuzione quantitativamente e qualitativamente abnorme" dirà ancora, ripensando alla chiarezza del quadro che quella mattina si era delineato improvvisamente, come se i tasselli di decine e decine di osservazioni e considerazioni fatte in tanti anni di ricerca avessero trovato improvvisamente il loro incastro. "Tutti i dati disponibili indicano che i sarcomi 180 e 37 producono un agente specifico che favorisce la crescita specifica di agenti che stimolavano selettivamente la crescita di alcuni tipi di fibre nervose, ma non di altre" scriveranno Hamburger e Rita Levi Montalcini ricordando quelle prime osservazioni in un articolo pubblicato nel 1951 sul *Journal of Experimental Zoology*. I risultati contenuti in quello scritto, commenterà Rita Levi Montalcini, avevano suscitato nella comunità scientifica "più perplessità che interesse". Il problema era che quella sua ipotesi "non soltanto andava contro i dogmi universalmente accettati alla metà del secolo, sulla capacità intrinseca di tutte le cellule di differenziarsi in base a un programma codificato nei geni, ma per la prima volta prospettava l'esistenza di fattori rilasciati da altre cellule, dotati della proprietà di controllare i processi differenziativi di cellule nervose e di presiedere alla crescita e direzione delle fibre da loro prodotte".

Al di là dei dati incontrovertibili, anche Rita Levi Montalcini e Viktor Hamburger continuavano a dare un'interpretazione molto diversa del fenomeno che era sotto i loro occhi e, ancora una volta, ognuno restava saldamente ancorato alla sua ipotesi. Per Hamburger le fibre nervose crescevano così abbondanti perché trovavano una massa maggiore sulla quale proliferare; Levi Montalcini riteneva invece che dovesse esserci un fattore capace di stimolare quella crescita. Ormai la soluzione sembrava vicinissima e Rita ne era perfettamente consapevole, tanto che il 5 gennaio 1951 scriveva ai suoi cari: "Continuo a essere in luna di miele con i miei embrioni. Ogni giorno il piccolo spiraglio che ho aperto si apre un pochino di più e mi domando se è la grotta di 'Apriti Sesamo' che ho davanti a me." In quello stato d'animo entusiasta la sorprese la visita del suo professore di Torino: Giuseppe Levi era appena arrivato negli Stati Uniti ed era arrivato a St. Louis senza avvertirla, con l'intenzione di farle una sorpresa.

Rita non aveva potuto fare a meno di mostrargli immediatamente i vetrini con le immagini straordinarie degli ultimi esperimenti, ma la reazione dell'anziano professore la lasciò senza fiato, riportandola come in un brutto sogno all'epoca dei suoi primi giorni nell'Istituto di anatomia dell'Università di Torino. Prima, racconterà Rita, "osservò in silenzio, pulì gli occhiali annebbiati. Guardò di nuovo, mantenendo un silenzio che non mi faceva presagire niente di buono, scuotendo la criniera leonina" e "infine la sua collera – una collera che mi riportò agli anni ormai lontani del mio internato – esplose. In così poco tempo avevo dimenticato tutto quello che avevo imparato da lui? Come non mi rendevo conto che non si trattava affatto di fibre nervose, ma di fibre di natura connettivale che per un artefatto tecnico avevano assunto un colore nero, che solo a un inesperto potevano far ritenere che si trattasse di fibre nervose? Sperava soltanto che non rendessi pubblica quella 'mia scoperta' che avrebbe inevitabilmente danneggiato la mia e, per riflesso, la sua reputazione". Inutile cercare di convincerlo: Rita lo sapeva molto bene per esperienza. La reazione di Levi l'aveva persuasa, però, dell'opportunità di mettere a punto un esperimento più convincente e che non avrebbe più potuto lasciare spazio al minimo dubbio. Pensò così di innestare le cellule tumorali all'interno della membrana che separa l'embrione dal guscio e nella quale passano i vasi che portano all'embrione il sangue ricco di nutrienti. In altre parole, non c'era alcun contatto fra le cellule tumorali e quelle embrionali, ma i vetrini preparati con la colorazione all'argento mostravano una notevole proliferazione delle cellule nervose simpatiche: "Era perciò corretta la mia ipotesi di una trasmissione per via umorale dell'agente rilasciato dalle cellule neoplastiche", osserverà Rita Levi Montalcini.

Il 6 gennaio scriveva a Renato Dulbecco comunicandogli la scoperta, ricevendo da lui una risposta piena di sincero entusiasmo: "Ho letto la tua lettera con l'avidità con cui si legge il rapporto di un fatto sensazionale. E sensazionale è realmente." Rita era consapevole che quanto le mostravano i suoi vetrini andava contro l'idea allora dominante nel mondo scientifico, che considerava lo sviluppo del sistema nervoso come rigidamente programmato dai geni, ma la reazione con cui la comunità di studiosi accolse il suo nuovo punto di vista era stata senz'altro molto positiva.

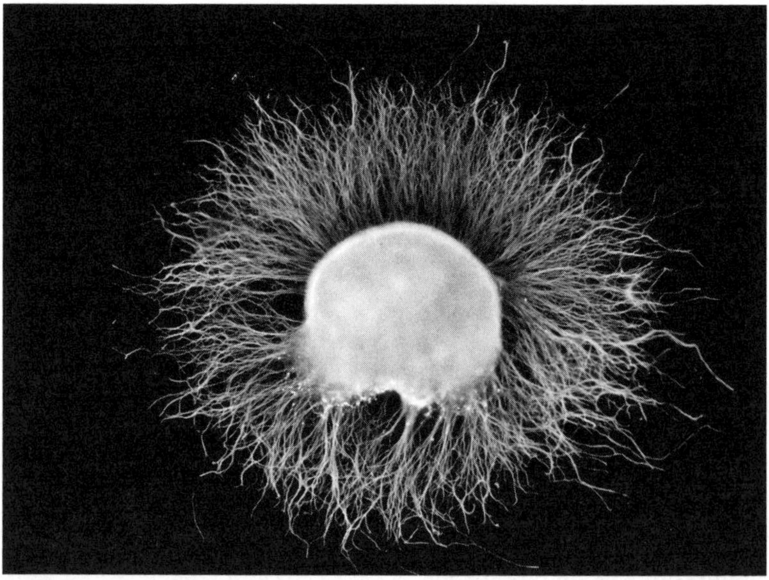

Figura 5.2 – Sviluppo delle fibre nervose indotto dal fattore NGF nel ganglio di un embrione di pollo. *Fonte*: Wikipedia.

Rita Levi Montalcini presentò la sua scoperta nel dicembre del 1951, in occasione del convegno "L'embrione di pollo nella ricerca biologica", un titolo "non molto ispirante", come lei stessa osserverà, ma organizzato da una società scientifica prestigiosa come la New York Academy of Sciences. In quell'occasione uno dei ricercatori più influenti nel campo della neurobiologia, Paul Weiss, aveva definito i dati di Rita Levi Montalcini come "la più entusiasmante scoperta dell'anno". Non erano però in molti a dimostrare tanta eccitazione, perché le perplessità nei confronti di quell'ipotesi che andava contro i dogmi prevalevano sulla volontà di aderire alla teoria. Tuttavia, non si poteva negare in alcun modo che quel misterioso agente fosse ormai salito alla ribalta della cronaca scientifica, sebbene continuasse a essere avvolto in uno scuro mantello che impediva di scorgere i minimi dettagli del suo aspetto. Rita continuerà a descriverlo con questa immagine per tantissimi anni ancora. Nel frattempo gli aveva trovato un nome: raccontando alla mamma e alla gemella Paola della sua scoperta, aveva deciso di chiamarlo "Nerve Growth Promoting Agent". Adesso si trattava di scoprirne l'identità.

Capitolo 6

UNA STRAORDINARIA AUREOLA

Le valigie pronte, di nuovo in partenza. Questa volta il viaggio non l'avrebbe tenuta troppo a lungo lontana dal suo laboratorio della Washington University a St. Louis. Sarebbe andata prima in Italia per salutare la sua famiglia e poi avrebbe raggiunto il Sud America. Nel 1939 la cugina Eugenia, la sua sorridente compagna di studi nonché dell'avventurosa scelta di frequentare l'università, si era trasferita in Argentina, dove proseguiva le ricerche di istologia presso l'Università di Buenos Aires. Era partita con il marito Maurizio de Lustig, ingegnere della Pirelli, la loro primogenita di un anno e una preziosa grammatica spagnola. Rita era invece diretta in Brasile, sicura che lì avrebbe trovato il modo di conoscere l'identità del misterioso agente che riempiva i suoi vetrini di intricati grovigli di cellule nervose.

A St. Louis gli esperimenti andavano avanti, ma Rita Levi Montalcini si rendeva conto che era arrivato il momento di seguire una strada diversa. I suoi esperimenti sugli embrioni di pollo duravano almeno un mese e questo tempo, davvero troppo lungo, stava diventando un serio limite. Se ne era resa conto parlandone con il suo amico Salva, come Rita chiamava Salvatore Luria: gli esperimenti che lui faceva sui fagi a Bloomington duravano appena dieci ore. Ne avevano discusso molte volte: quando si incontravano in occasione dei congressi scientifici e nelle lettere che si scambiavano, Luria insisteva su quanto fosse importante la rapidità degli esperimenti. Anche Rita si rendeva perfettamente conto che voler individuare quell'agente misterioso con i metodi sperimentali che aveva utilizzato fino ad allora sarebbe stato come cercare un ago nel pagliaio.

Era assolutamente necessario trovare il modo per mettere a punto un test capace di dare risposte più rapide. L'ideale sarebbe stato avere delle colture in vitro, ma nel laboratorio di Hamburger non c'era un'unità specializzata in questo campo. Si ricordò allora di Herta Meyer, la ricercatrice che tanti anni prima era arrivata dalla Germania nell'Istituto di anatomia dell'Università di Torino e aveva collaborato con Giuseppe Levi per allestire un laboratorio di colture cellulari. Anche Herta aveva lasciato l'Italia nel 1939, in seguito alle leggi razziali, e si era trasferita in Brasile. Era ancora lì e lavorava nell'Università di Rio de Janeiro, nell'Istituto di biofisica della facoltà di Medicina diretto da Carlos Chagas. Rita le scrisse ed Herta, d'accordo con Chagas, le rispose che sarebbero stati lieti di averla nel loro laboratorio. Fu positiva anche la risposta della Rockefeller Foundation, che con il suo finanziamento le permise di affrontare il viaggio di studio. Non restava che preparare le valigie e, soprattutto, preparare i compagni di viaggio più preziosi: i topi di laboratorio nei quali aveva iniettato il sarcoma 180 e il sarcoma 37. Senza il loro aiuto non avrebbe potuto portare avanti gli esperimenti. Bisognava assolutamente portarli in Brasile. Erano talmente necessari che Rita probabilmente non ci pensò su a lungo: ne scelse due e li mise in una piccola scatola forata insieme a una mela per nutrirli. Poi mise la scatolina nella sua borsa e partì. Ricordando quell'episodio e la semplicità con cui lo raccontava, anche nella sua autobiografia, i suoi collaboratori più stretti non hanno mai potuto fare a meno di ricordarne il sottile senso dell'umorismo e lo spirito anticonformista. Prima di andare a Rio de Janeiro Rita prese un volo per Milano e da lì si spostò a Torino per salutare la sua famiglia.

Atterrò a Rio in un pomeriggio piovoso, il 14 settembre 1952, e la prima tappa fu Copacabana, per sistemare le sue cose nella stanza che alcuni amici di Herta Meyer le avevano messo a disposizione nella loro casa, poco distante da "una piccola spiaggia a semicerchio sotto il Pan di Zucchero". Rita fece il primo tragitto fino alla facoltà di Medicina, l'indomani mattina, su una sorta di tram affollatissimo. Poi ricevette il benvenuto cordiale di Carlos Chagas, che la sorprese per la sua giovane età: aveva un anno meno di lei e un nome difficile da portare, identico a quello del suo celebre padre, il batteriologo Carlos Chagas, e forse proprio per questo Carlos Chagas figlio aveva preferito intraprendere un campo di ricerca nuovo, com'era allora la biofisica. Il laboratorio delle colture cellulari era a disposizione di Rita; il lavoro poteva cominciare. La prima cosa da fare era prelevare del tessuto tumorale dai suoi due compagni di viaggio e poi estrarre dagli embrioni di pollo i gangli nervosi del sistema sensoriale o del sistema simpatico. Quindi, il tessuto del sarcoma e i gangli furono posti nello stesso piattino di vetro, in attesa di una reazione confrontabile a quella che aveva osservato a St. Louis.

Non successe nulla, contrariamente a ogni aspettativa. Rita era delusa, lo era moltissimo, ma era troppo presto per scoraggiarsi: fin dai primi anni di università aveva imparato che la pazienza è una dote fondamentale nella ricerca, che si tratti di contare e ricontare una quantità interminabile di minuscoli gangli nervosi, come aveva fatto nel laboratorio di Levi a Torino, o che sia in gioco la scoperta della propria vita. Lavorare in quel laboratorio a Rio le piaceva, così come le piacevano il paesaggio e il mare. Lo racconterà Herta Meyer in un'intervista rilasciata molti anni più tardi: Rita "affrontò le condizioni primitive del nostro laboratorio, affascinata in cambio di una delle spiagge di Rio, dove andava tutti i giorni all'ora di pranzo. Non resistendo alla bellezza del paesaggio, arrivava a fare il bagno con il vestito che indossava, cambiandosi poi nell'istituto". Senza dubbio per Rita Levi Montalcini la bellezza era importante, che fosse quella della natura o quella che nasceva dalla perfezione di un esperimento. La bellezza era la linfa della vita e della ricerca e l'una e l'altra, nella sua esistenza, a poco a poco cominciavano a sovrapporsi in modo sempre più marcato. Era affascinata anche dalla bellezza di un organo perfetto come il cervello, con le sue cellule così ricche di segreti, e senz'altro doveva nascondere una bellezza indescrivibile anche quel fattore misterioso che spingeva le cellule nervose a crescere.

Guai ad abbattersi, quindi: se i primi esperimenti non avevano funzionato significava che bisognava proseguire con una strategia diversa. Ricordava, per esempio, che negli esperimenti portati avanti a St. Louis aveva visto che le cellule tumorali cresciute nei topi erano in qualche modo diverse, perfino nell'aspetto, da quelle coltivate negli embrioni di pollo. Valeva la pena, allora, tentare con le seconde. Forse avrebbero funzionato meglio. Così, cominciò a coltivare le cellule tumorali negli embrioni di pollo. Aveva la profonda convinzione che questa volta avrebbe visto qualcosa di interessante: "Pur non avendo alcuna prova in favore di questa ipotesi, avevo segretamente la certezza che i tumori espiantati in vitro dopo il loro trapianto negli embrioni avrebbero dimostrato la proprietà di stimolare la crescita delle fibre nervose dai gangli coltivati in vicinanza al tessuto neoplastico."

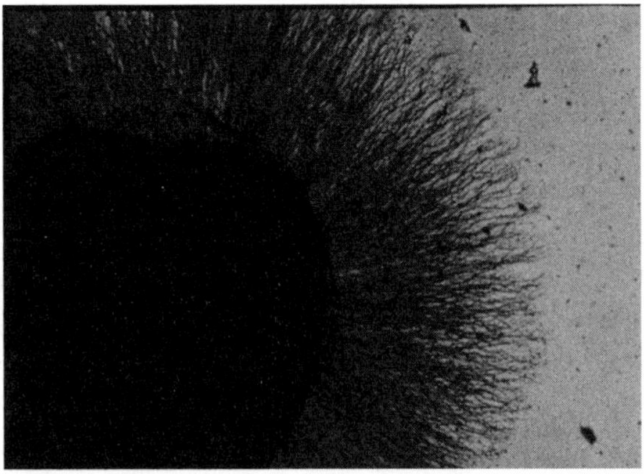

Figura 6.1 – L'effetto alone nei gangli periferici sottoposti all'effetto dell'NGF. *Fonte: International Journal of Molecular Sciences*, 2017, 18(6), 1143.

Rita Levi Montalcini non aveva l'abitudine di registrare i suoi esperimenti in un diario di laboratorio, ma li descriveva con precisione nelle lettere che a intervalli di pochissimi giorni scriveva a Viktor Hamburger, ognuna corredata dai disegni a china nei quali riproduceva quanto osservava nei vetrini. Quelle lettere, cinquanta in tutto, scritte dal settembre del 1952 al gennaio del 1953 e custodite per anni da Hamburger, erano molto più di un diario di lavoro: da "artigiana della ricerca", come si è spesso definita, Rita Levi Montalcini riportava fedelmente anche l'alternarsi di frustrazioni ed entusiasmi in quello che il suo professore di St. Louis definirà "uno splendido esempio di come funzioni la vera ricerca".

Una volta coltivati i sarcomi 180 e 37 negli embrioni di pollo, Rita aveva prelevato i tessuti tumorali del sarcoma 180 e aveva ripetuto quanto aveva fatto nella prima serie di esperimenti. Li aveva cioè posti nei piattini di coltura accanto ai gangli nervosi sensitivi e simpatici prelevati dagli embrioni di pollo e li aveva lasciati lì per ventiquattro ore. Un giorno di attesa contro il mese necessario in passato era stato un ottimo progresso, senza contare che quanto le mostravano i vetrini era al di là di qualsiasi aspettativa: quella meravigliosa aureola di fibre nervose che partiva dai gangli nervosi formando una raggiera sembrava un sogno. "Ero incantata dalla bellezza degli aloni e non mi stancavo di ripetere questo esperimento" racconterà Rita. La sua ipotesi si era dimostrata corretta e adesso aveva la prova più concreta che il misterioso agente non soltanto esisteva, ma agiva stimolando la crescita delle cellule nervose.

Quel 2 novembre 1952 è rimasto memorabile, anche se la prova definitiva dell'azione del misterioso fattore avrebbe richiesto ancora una lunghissima attesa. I dati dell'esperimento furono pubblicati nel 1954 sulla rivista *Cancer Research*; accanto alla firma di Rita Levi Montalcini c'erano quelle di Herta Meyer e di Viktor Hamburger. Di quel breve periodo a Rio de Janeiro Rita Levi Montalcini ricorderà il sole – ai suoi collaboratori dirà in seguito di averne preso troppo – e un grande entusiasmo. Tuttavia, in fondo a quella grande emozione c'era ancora un'ombra, un dubbio che prima o poi avrebbe dovuto affrontare. Restava da spiegare, infatti, la differenza negli effetti generati dai tessuti tumorali coltivati nei topi e in quelli coltivati negli embrioni di pollo: perché i primi non avevano prodotto nessun effetto sui gangli nervosi, mentre i secondi avevano generato quella straordinaria aureola? Se il misterioso agente era nel tessuto tumorale, come sembrava, perché aveva effetti diversi se veniva coltivato in organismi diversi? Rispondere non era facile in quegli anni, non solo per ragioni sperimentali. L'ostacolo maggiore stava nel fatto che all'epoca nessuno pensava che i fattori di crescita potessero essere liberati da alcune cellule e ricevuti da altre; l'ipotesi più plausibile sembrava essere che gli effetti prodotti nei gangli nervosi dal tessuto tumorale avrebbero potuto essere causati da un virus.

Saggiamente, Rita Levi Montalcini decise di accantonare temporaneamente il dubbio, procedendo negli esperimenti con i mezzi che aveva a disposizione. L'asso nella manica per scoprire la natura del misterioso agente avrebbe potuto essere la biochimica. Viktor Hamburger lo aveva capito e, poiché né lui né Rita erano biochimici, cominciò a setacciare i dipartimenti della Washington University in cerca di un biochimico "abbastanza folle" da aiutarli nella loro caccia all'agente misterioso. "Ci proverò" gli rispose un giovane biochimico del Dipartimento di radiologia che era molto interessato all'embriologia. Si chiamava Stanley Cohen, aveva trentadue anni e soprattutto era un grandissimo curioso: "Ero cresciuto nelle strade di Brooklyn e ricordo che mi interessava capire come funzionavano le cose" dirà in seguito. Se da ragazzo era affascinato dai meccanismi e passava le ore a studiare quelli di un vecchio telefono e gli ingranaggi della sua bicicletta, crescendo aveva cominciato a porsi domande sugli organismi viventi e per questo aveva studiato biologia. Si chiedeva, per esempio, come mai un uovo potesse diventare un pollo, oppure una rana o ancora una persona. Per rispondere, racconterà, "pensavo che sarebbe stato necessario capire le reazioni chimiche all'interno dell'uovo e dell'embrione e non, semplicemente, fermarsi a osservare le strutture biologiche". All'epoca la sua più grande ambizione era fare il tecnico di laboratorio, ma le cose andarono diversamente. Nel 1948 aveva fatto un dottorato di ricerca nell'Università del Michigan e poi aveva lavorato nel Dipartimento di pediatria e biochimica dell'Università del Colorado. A capo del Dipartimento di radiologia c'era allora Martin Kamen, collega e amico di Hamburger, così Stanley Cohen, o Stan, come lo chiamavano tutti, non aveva avuto problemi a trasferirsi nel Dipartimento di zoologia. Rita sarebbe rientrata di lì a poco dal suo periodo di lavoro in Brasile e dalla breve vacanza che lo aveva seguito; nel frattempo a Stan era stata assegnata una stanza al primo piano.

Rita ricorda la scrivania ingombra, incastrata tra banconi stracolmi di beute, provette e di ogni altri tipo di contenitore in vetro. Altri elementi immancabili nella stanza di Stan erano la sua inseparabile pipa e l'altrettanto inseparabile Smog, il suo cane. La stanza di Rita era al secondo piano. Era l'inverno del 1953 e da allora cominciò, tra quelle due stanze, un andirivieni che sarebbe proseguito nei sei anni successivi, fino al luglio del 1959. Non ci sarebbe potuta essere una squadra di ricercatori più affiatata. "Era una buona combinazione" dirà Cohen riferendosi a se stesso, a Rita Levi Montalcini e a Viktor Hamburger: "Io conoscevo poco la neuroembriologia e loro conoscevano poco la biochimica e per questo abbiamo sempre lavorato insieme senza litigare." Non avevano orari ed erano capaci di andare avanti per ore a discutere dei risultati, Rita con la sua grande determinazione e Stan con il suo motto: "Lavorare sodo e sgobbare per trovare la soluzione." Il compito di Rita era innestare il tessuto del sarcoma 180 e del sarcoma 37 in decine di embrioni di pollo; quello di Stan era estrarre dal tessuto tumorale l'agente responsabile della crescita delle fibre nervose: "Come biochimico avevo trattato il tessuto in modo da ottenere un estratto: funzionò! Un estratto ancora grezzo preparato dal tumore aveva fatto crescere le fibre nervose dai gangli sensoriali di embrioni di pollo in coltura."

Il misterioso agente era lì, in quell'estratto. Il cerchio intorno a lui si stringeva e adesso bisognava identificarlo. I casi erano solo due, fortunatamente, tanti quante le sostanze presenti nell'estratto: il misterioso agente avrebbe potuto esser un acido nucleico oppure una proteina. Stan propendeva per la seconda ipotesi, ma nella ricerca le ipotesi servono a poco se non c'è modo di dimostrarle.

Biochimica

La storia di questa disciplina è molto antica, sebbene il termine "biochimica" sia ufficialmente attribuito al chimico tedesco Carl Neuberg, che lo ha introdotto nel 1903 per indicare lo studio dei processi chimici che avvengono negli organismi viventi. L'oggetto di questa disciplina, strettamente legata alla biologia molecolare, riguarda lo studio dei processi chimici che regolano gli organismi viventi a livello molecolare. Permette, per esempio, di comprendere che cosa accade all'interno delle cellule, di studiarne i componenti fondamentali, come proteine e acidi nucleici, e le reazioni chimiche inorganiche, come quelle che avvengono tra acqua e ioni di metallo, oppure organiche, come gli amminoacidi necessari per sintetizzare le proteine. La biochimica è anche lo strumento che permette di comprendere come le cellule prendano energia dall'ambiente tramite il metabolismo.

Un suggerimento prezioso era arrivato nel 1956 dal capo del Dipartimento di biochimica della Washington University. Si chiamava Arthur Kornberg e ogni giorno organizzava seminari e incontri informali a pranzo, che Stan seguiva abitualmente per continuare ad approfondire le sue conoscenze di biochimica. I temi che affrontavano andavano per la maggiore e l'entusiasmo era salito alle stelle da quando, nel 1953, James Watson e Francis Crick avevano scoperto la struttura a doppia elica della molecola della vita, il DNA. Gli stessi protagonisti di quei seminari avrebbero dato un grande contributo alla rivoluzione che stava investendo in pieno la biologia. Tra questi ricercatori c'erano, per esempio, Paul Berg, che avrebbe ricevuto il Nobel per la medicina nel 1980 per le sue ricerche sugli acidi nucleici,

Jerry Hurwitz, che avrebbe scoperto un enzima essenziale alla vita come la RNA polimerasi, e lo stesso Kornberg, che di lì a pochi anni avrebbe vinto il Nobel per avere sintetizzato il DNA in laboratorio. Stanley Cohen decise di presentare degli esperimenti sul misterioso agente in uno di quegli incontri e Kornberg gli suggerì di sottoporre la sostanza estratta dai tumori a un enzima capace di distruggere gli acidi nucleici, chiamato fosfodiesterasi. Lo stavano studiando proprio allora e avevano imparato a estrarlo dal veleno di serpente. Tornato in laboratorio con l'enzima, Stan lo mise a contatto con la sostanza estratta dal tumore e il giorno seguente mise la sostanza così trattata a contatto con i gangli nervosi.

Quando esaminò il vetrino si trovò di fronte alla più incredibile coltura che avesse mai visto: "In un solo giorno il ganglio aveva prodotto un numero enorme di fibre nervose." In un primo momento pensò che l'enzima avesse rimosso un eventuale inibitore presente nella sostanza estratta dal tumore, ma non era così: in un esperimento di controllo era stato lo stesso enzima, da solo, a indurre la crescita delle cellule nervose, poi un altro test aveva indicato che ad avere quell'effetto non era stato l'enzima, ma un'impurità in esso contenuta, una proteina. Stan allora la estrasse dal veleno di serpente e osservò che la sua azione sulle cellule nervose era davvero sorprendente, migliaia di volte più potente rispetto alla sostanza estratta dal tessuto tumore. Rita non credeva ai suoi occhi. "Temo che abbiamo esaurito la nostra frazione di fortuna. D'ora in poi possiamo contare solo su noi stessi" le disse Stan.

Ormai non c'erano dubbi che il misterioso agente fosse una proteina. Venne chiamato *Nerve Growth Factor*, o NGF, fattore di crescita delle cellule nervose. C'era, però, ancora qualcosa da capire. Per esempio, Stanley Cohen si domandava quale fosse il filo rosso che univa crescita delle fibre nervose, tumori e veleno di serpente: "La risposta non era per niente ovvia." Cominciò a pensare da dove potesse provenire il veleno. "Forse da una ghiandola salivare modificata?" Procedendo un po' a tentoni, come lo stesso Cohen racconterà in seguito in un articolo dedicato a quella scoperta, cominciò a sperimentare una sostanza estratta dalle ghiandole salivari di un topo e anche questa si dimostrò efficace sulle cellule nervose al pari dell'estratto dal veleno di serpente. Era il gennaio del 1958 ed era stata trovata la fonte più abbondante e facilmente reperibile del fattore di crescita delle cellule nervose. Quella scoperta era il punto di arrivo di una collaborazione straordinaria, nella quale Rita Levi Montalcini e Stanley Cohen avevano dato il massimo, lavorando senza sosta e intendendosi perfettamente, al punto che Cohen le diceva spesso: "Rita, tu e io siamo bravi, ma insieme siamo fantastici." La loro scoperta dimostrava che lo sviluppo del sistema nervoso non è codificato nei geni una volta per tutte. "Quella scoperta andava contro il dogma. Fino ad allora si credeva che la nostra vita è segnata dal gene. In parte è vero, ma noi abbiamo scoperto la molecola che può modificare il modo di distribuirsi delle fibre nervose" dirà Rita Levi Montalcini. Lei e Stanley Cohen avevano ottenuto moltissimi risultati, ma non era ancora tutto.

Un'indicazione ancora più importante sull'azione del Nerve Growth Factor arrivò quando gli estratti grezzi delle ghiandole salivari di topo furono iniettati in un topo neonato per verificare se quella sostanza fosse in grado di stimolare la crescita delle fibre nervose nell'animale vivo. Le sorprese furono almeno tre: non soltanto i gangli del sistema nervoso simpatico si erano sviluppati moltissimo, ma i topi avevano aperto gli occhi a soli sette giorni dalla nascita anziché dopo i consueti dodici-quattordici giorni e anche i denti erano spuntati in anticipo. La controprova fu iniettare nei topi neonati una sostanza che inibiva quella estratta dalle ghiandole salivari di topo: gli effetti furono devastanti, perché la maggior parte dei gangli nervosi era stata distrutta. Si chiudevano così quelli che Rita Levi Montalcini definirà "i sei anni più intensi e produttivi della mia vita". In quel momento, probabilmente, divenne chiaro che il bello della storia doveva ancora venire: quella che Rita chiamerà la "Saga del Nerve Growth Factor" era appena cominciata.

Il riconoscimento ufficiale della scoperta da parte del mondo scientifico arrivò nel marzo del 1959, quando Rita Levi Montalcini e Stanley Cohen parteciparono a Baltimora a un convegno sulle basi chimiche dello sviluppo. Tuttavia, la portata di quella scoperta non era stata ancora compresa pienamente. Nel frattempo, quell'avventura durata sei anni stava per concludersi: di lì a poco Stan avrebbe dovuto lasciare il Dipartimento di zoologia, dove Viktor Hamburger non riuscì ad avere la possibilità di assegnargli una posizione permanente. "A quel punto della mia vita, e con una famiglia, decisi che era arrivato il momento di avere una posizione più stabile" affermerà Cohen. Accettò l'incarico che nel frattempo gli era stato offerto dal Dipartimento di biochimica della Vanderbilt University, nel Tennessee, e lì decise di abbandonare la ricerca sul fattore di crescita delle cellule nervose per concentrarsi sull'ultimo problema affrontato a St. Louis: perché gli estratti grezzi dalle ghiandole salivari dei topi maschi inducevano i topi neonati ad aprire gli occhi prima del tempo? Il fattore di crescita delle cellule nervose purificato non aveva quell'effetto: "Ero convinto che qualcosa di molto interessante fosse in grado di incrementare il normale processo di sviluppo." Per Rita "l'incantatore di serpenti se ne andava." A sostituirlo sarebbe arrivato Pietro Angeletti.

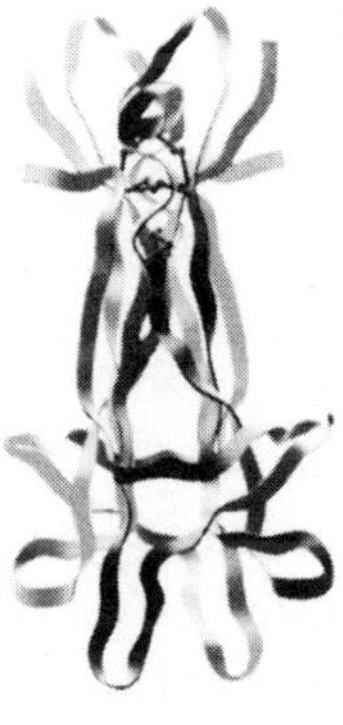

Figura 6.2 – La struttura molecola dell'NGF. *Fonte: International Journal of Molecular Sciences*, 2017, 18(6), 1143.

Alcuni colleghi le avevano parlato "in termini entusiastici di un giovane ricercatore italiano, laureato in medicina all'Università di Perugia" e lei, che aveva assolutamente bisogno di un nuovo collaboratore dopo la partenza di Stanley Cohen, era andata a conoscerlo nel laboratorio nel Dipartimento di patologia della Washington University, dove quel giovane lavorava.

> Lo trovai intento al microscopio e per qualche minuto continuò l'esame che aveva in corso. Quando alzò il viso mi colpì la sua serietà e l'espressione interrogativa che si leggeva nello sguardo: brevemente gli dissi di cosa si trattava. Avrebbe accettato di collaborare con me nelle ricerche di natura biochimica lasciate sospese da Cohen? Angeletti si animò e la risposta non avrebbe potuto riuscirmi più gradita. Conosceva le mie ricerche sul Nerve Growth Factor e da tempo desiderava incontrarmi, ma non ne aveva avuta ancora l'occasione. Fu l'inizio di una splendida collaborazione che sarebbe continuata ininterrotta per dodici anni, negli Stati Uniti prima, e poi a Roma.

Era l'autunno del 1960 ed entrambi desideravano rientrare in Italia. "Concepii allora un progetto che non avrei mai potuto realizzare senza di lui."

Capitolo 7

DI NUOVO IN ITALIA

Un abito a tubino grigio, una collana di perle e i capelli perfettamente in ordine: in quella mattina del 1965 "si presentava esattamente come l'avrei vista per i successivi trenta o quarant'anni". Pietro Calissano era un giovane laureato in medicina di Genova con una tesi in biochimica, la sua passione era la chimica del cervello. Aveva sentito parlare molto di Rita Levi Montalcini e aveva saputo che stava cercando un biochimico per portare avanti le sue ricerche anche in Italia. Glielo aveva riferito un collega che lavorava negli Stati Uniti e, sapendo che sarebbe venuta a Roma, Pietro Calissano le aveva telefonato chiedendole un colloquio. "Dove si trova?" gli aveva chiesto lei. Così, al volante della sua vecchia Ford, Rita Levi Montalcini aveva raggiunto davanti all'hotel Massimo D'Azeglio, poco distante dalla stazione Termini, quel giovane biochimico appena arrivato da Genova. "Salimmo sulla sua automobile. Lei era abituata al cambio automatico e mentre parlavamo spesso dimenticava di cambiare la marcia." Arrivarono all'Istituto Superiore di Sanità, dove da tre anni Rita Levi Montalcini aveva allestito un laboratorio nell'ambito del nuovo Centro di neurobiologia del Consiglio Nazionale delle Ricerche (CNR), nato in collaborazione con la Washington University e istituito per favorire il suo rientro in Italia. "In un certo senso, il Consiglio Nazionale delle Ricerche lo creò apposta per me" dichiarerà Rita Levi Montalcini molti anni più tardi in un'intervista. In quell'operazione aveva avuto un ruolo importante il suo vecchio amico Giuseppe Moruzzi, il neurofisiologo che aveva conosciuto all'inizio della sua carriera a Copenaghen e che aveva incontrato molte altre volte negli Stati Uniti. A lanciare l'idea di un laboratorio di neurobiologia in Italia era stata però la stessa Rita, che aveva presentato l'idea prima a Viktor Hamburger. "Con la sua approvazione e quella della Washington University, sottoposi il mio programma al National Institutes of Health di Bethesda, che mi accordò un modesto finanziamento per creare a Roma un centro di ricerche in stretta collaborazione con la Washington University" ricorderà Rita Levi Montalcini.

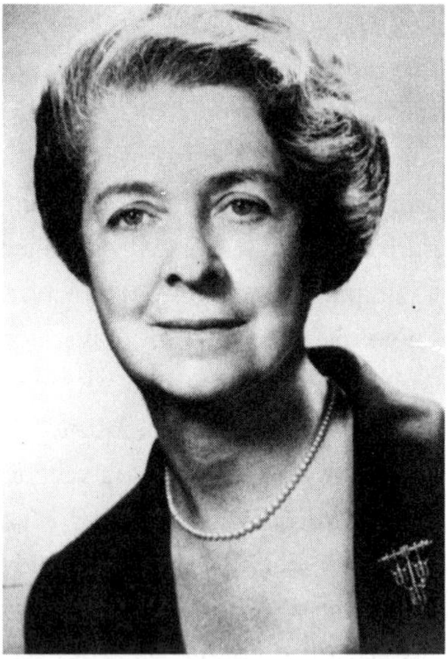

Figura 7.1 – Rita Levi Montalcini. Per gentile concessione dell'Agenzia ANSA.

Nella primavera del 1961 era rientrata in Italia per cominciare a esplorare le possibili sedi del suo nuovo laboratorio e la scelta era caduta su Roma: era una città che piaceva molto anche alla gemella Paola e contava di riuscire a convincere a trasferirsi lì da Torino sia Paola sia la mamma. Il suo nuovo laboratorio sarebbe stato ospitato presso l'Istituto Superiore di Sanità. In quel periodo l'Istituto stava attraversando un periodo molto difficile, ma il suo presidente Giovanni Battista Marini Bettolo le mise a disposizione tre stanze nel seminterrato. Mentre Rita organizzava il rientro in Italia, Stanley Cohen si era trasferito a Nashville e lì, nella Vanderbilt University, aveva deciso di approfondire gli esperimenti fatti anni prima con lei e nei quali l'estratto delle ghiandole salivari di topo aveva portato a sviluppare i gangli del sistema nervoso simpatico, fatto aprire gli occhi e spuntare i denti prima del tempo. Questi ultimi due effetti erano stati considerati allora come semplici eventi collaterali, ma per Cohen potevano essere l'indizio della presenza di un nuovo fattore. Non si sbagliava e nel 1962 descriveva la scoperta del fattore di crescita dell'epidermide, l'*Epidermal Growth Factor* (EGF).

Nello stesso periodo Rita Levi Montalcini divideva il suo tempo e le sue ricerche fra il nuovo laboratorio di Roma e la Washington University a St. Louis, dove nel frattempo era diventata professore ordinario. Sognava di trasferirsi con la mamma e Paola nell'appartamento, non molto distante dal laboratorio, che aveva appena acquistato. La mamma, però, riuscì a vederlo soltanto una volta, nel settembre del 1963. Una frattura al collo del femore e le crisi d'asma che la tormentavano da anni avevano minato la sua salute, al punto che nemmeno un mese dopo quella visita a Roma morì. Si spezzò quel "legame meraviglioso" che per Rita era sempre stato uno dei suoi massimi punti di riferimento: "Ebbi l'impressione che anche il filo della mia vita si fosse spezzato con il suo." Era alla mamma e alla gemella Paola che aveva sempre comunicato ogni gioia e ogni dispiacere, gli entusiasmi per i progressi fatti in laboratorio e le frustrazioni; tutto questo aveva rafforzato moltissimo il legame fra loro, a dispetto della distanza, e in quel momento rendeva il dolore insopportabile. Era stata sempre la mamma ad aiutarla a guardare avanti, come quando aveva dovuto scegliere di restare per molti anni negli Stati Uniti e come faceva ogni volta che, alla fine dell'estate, ripartiva da Torino per tornare oltreoceano. Allo stesso modo l'aveva spronata ad affrontare con la decisione e la grinta di sempre anche la sua nuova vita a Roma.

La Ford era ormai arrivata davanti all'Istituto Superiore di Sanità. Rita Levi Montalcini e Pietro Calissano entrarono nell'edificio e scesero di un piano, quindi si sistemarono in una piccola stanza, si sedettero e lei cominciò a parlargli delle sue ricerche e del lavoro che intendeva portare avanti. Sulla parete era incorniciata la frase di Einstein *Imagination is more important than knowledge*, l'immaginazione è più importante della conoscenza. Presto quel giovane ricercatore avrebbe constatato quanto quelle parole fossero adatte a descrivere come, in Rita Levi Montalcini, "immaginazione, fantasia e intuizione" fossero "coniugate insieme al metodo sperimentale in un cocktail di difficile equilibrio". Mentre la ascoltava parlare del suo lavoro, delle cose fatte fino ad allora e dei progetti futuri, Calissano era rimasto colpito "prima di tutto da quella capacità di dare spazio all'immaginazione, di prendere in considerazione anche le ipotesi più azzardate, purché alla base di quella intuizione vi fosse la possibilità di verificarla sperimentalmente. Quella frase, in fondo, era una promessa per me". Sebbene avesse sentito molto parlare delle ricerche sul fattore di crescita delle cellule nervose e avesse letto gli articoli scientifici sulla scoperta e sulle funzioni di questa proteina, solo in quel momento, mentre ascoltava Rita Levi Montalcini descrivere i suoi lavori, diventava improvvisamente tutto chiaro. "Quel giorno ho capito l'importanza di quello che lei aveva fatto."

Come abbiamo visto, la scoperta dell'NGF aveva scosso un dogma delle neuroscienze, perché indicava che lo sviluppo delle cellule nervose non fosse rigidamente programmato dal punto di vista genetico, ma potesse rispondere a fattori esterni. La portata di quel nuovo punto di vista non era ancora semplice da cogliere, inoltre molti aspetti andavano ancora chiariti, studiati e approfonditi. Rita Levi Montalcini intendeva farlo anche nel suo nuovo laboratorio in Italia, ma anche in questo caso avrebbe avuto bisogno della collaborazione di un biochimico, come era avvenuto negli Stati Uniti con Stanley Cohen e poi con Pietro Angeletti, che era diventato il suo braccio destro. Era lui a sostituirla alla direzione del laboratorio quando lei era in Italia. "Io avevo alle spalle qualche competenza di biochimica e Rita era un'embriologa che si era formata negli anni Trenta, perciò conosceva le tecniche di istologia ma non la biochimica. Per questo le interessava un giovane come me" osserverà Calissano. Allora lui aveva ventisette anni e studiava presso l'Università di Genova, dove si era formato alla scuola del biochimico Arturo Bonsignore.

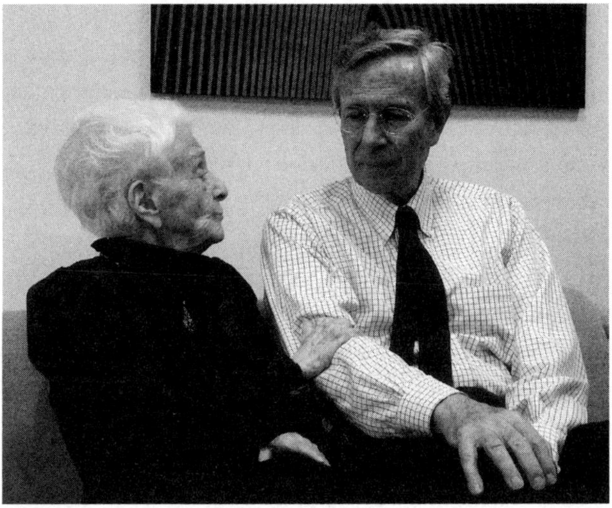

Figura 7.2 – Rita Levi Montalcini e Pietro Calissano. Per gentile concessione di Mattia Calissano.

Lavorare sul fattore di crescita delle cellule nervose era il suo sogno e non avrebbe potuto chiedere di meglio, eppure continuava ad ascoltarla con un'espressione incerta: "Avevo qualche perplessità a spostarmi, ero fidanzato." Sarebbe stato felice di dedicarsi a quelle ricerche, ma sapeva che questo lo avrebbe portato lontano da Genova, come minimo a Roma e prima ancora negli Stati Uniti, per conoscere da vicino il lavoro di ricerca che Rita Levi Montalcini portava avanti nel laboratorio della Washington University a St. Louis. Mentre era assorto in queste considerazioni, combattuto tra desideri e paure, Rita Levi Montalcini continuava a parlare, con la sua concretezza di sempre: "Durante quella conversazione mi comunicò che avrebbe potuto darmi cento dollari, una cifra più che sufficiente per le mie esigenze. Ma lei, vedendo che non rispondevo, mi disse, con il tono del manager americano, facciamo duecento." Poi, con la stessa semplicità, prese un'immagine sulla sua scrivania: "Mi mostrò una bella foto della sua mamma, mentre mi diceva quanto fosse addolorata per la sua perdita." Era cominciata così una collaborazione scientifica intensa che si trasformò in seguito in una profonda amicizia, destinate entrambe a durare quasi mezzo secolo, fino alla scomparsa di Rita. "La profonda amicizia e comunanza di interessi scientifici che si stabilì sin dall'inizio tra me e Pietro permise sia a lui che a me di superare i periodi di scoraggiamento, più gravosi nel suo caso, all'inizio della carriera, che nel mio, alla fine di questa" scriverà Rita.

Il 1965 era iniziato con un altro grande dolore: alla fine di gennaio il suo professore, Giuseppe Levi, era stato ricoverato a Torino per un tumore maligno allo stomaco del quale aveva elaborato egli stesso la diagnosi. Rita era andata a trovarlo e lui le aveva domandato delle sue ricerche, avevano parlato per ore e alla fine l'aveva salutata dicendole: "Questo è il nostro ultimo incontro." Aveva novantadue anni ma, nonostante la malattia, emanava la forza di sempre. All'inizio di febbraio arrivò la notizia della sua morte e per Rita era difficile non vedere alcune somiglianze tra il suo professore di una vita e suo padre: avevano "lo stesso modo imperioso e risoluto di affrontare persone e problemi, la stessa energia che non conosceva ostacoli nella realizzazione dei programmi di lavoro e la stessa intolleranza per la superficialità e l'inadempienza", senza parlare dei "terribili accessi di collera", che esplodevano in un attimo per passare altrettanto rapidamente. A Roma Rita si trovava bene e "apprezzava molto l'intelligenza dei giovani che incontrava, soprattutto quelli che venivano dal Sud" racconterà Calissano. Da Napoli, per esempio, arrivò il chimico Vincenzo Bocchini, che insieme a Pietro Angeletti aveva perfezionato la tecnica per estrarre l'NGF dalle ghiandole salivari di topo. Grazie a questo risultato Ruth Hogue Angeletti e Ralph Bradshaw avevano ottenuto la sequenza degli amminoacidi della molecola dell'NGF.

La prima sensazione che avevano i giovani che incontravano Rita Levi Montalcini era di non trovarsi di fronte a nulla di scontato: "Rita in quegli anni non si presentava come uno scienziato classico. Era sempre elegantissima. Era una scienziata con il visone, una cosa non molto usuale nel mondo scientifico." Eppure, se c'era una cosa che a quella scienziata dall'aria un po' aristocratica proprio non piaceva era, come racconterà lei stessa in seguito, il "clima di ossequio tributato dagli inservienti e dai giovani laureati a me come ad altri anziani. Abituata da tanti anni al cordiale 'Hi Doc' dei tecnici e degli studenti americani, m'imbarazzava il cerimoniale che, all'inizio degli anni Sessanta, regolava ancora i rapporti tra subalterni e superiori." Forse "erano gli anni passati in America ad averla educata a un altro linguaggio, a un altro modo di approcciare le cose, ma la sua forte curiosità in materia di scienza si traduceva nella libertà, per chi stava con lei, di lasciare il pensiero libero anche di sbagliare sapendo che talvolta nella ricerca emergono scoperte anche casuali da ipotesi apparentemente azzardate", osserverà Calissano. "Con lei si viveva di solito un'atmosfera stimolante, della presenza di una persona di valore ed era questo il piacere di stare con Rita: ci si trovava con una persone tanto intelligente e disposta al dialogo quanto poco arrogante." Come probabilmente avevano fatto molti altri suoi collaboratori che la seguirono da vicino, Calissano notava che "la sua immagine pubblica era molto lontana da quella privata. Se nel pubblico Rita Levi Montalcini era un'icona, una scienziata, un'ebrea, nel privato era una donna semplice, con un forte senso dell'umorismo e che amava le cose quotidiane".

Chi la conosceva bene coglieva questi aspetti più nascosti della sua personalità anche quando raccontava di sé, "della sua gioventù a Torino, dei suoi studi, dei suoi fidanzati e delle gite in motocicletta, che non ha mai dimenticato" ricorderà Calissano. "Raccontava anche di quando avrebbe dovuto sposarsi, ma aveva deciso di rinunciare per non perdere la sua libertà, come mi disse in più di un'occasione." Le piaceva tutto ciò che era nuovo e proiettato nel futuro e per questo amava i giovani, soprattutto quando avevano intelligenza brillante e idee nuove. "Rita Levi Montalcini travolse la mia vita nel 1968 come un uragano" ricorderà uno di quei giovani, Luigi Aloe. "La incontrai all'Istituto Superiore di Sanità. Cercava qualcuno capace di allevare insetti. Sei mesi in America ad allevare blatte. Questa fu la sua proposta. Prendere o lasciare. Io allora lavoravo a Perugia ed ero un tecnico precario. Avevo poco da perdere e tutto da guadagnare. Venivo dalla Calabria e, a dir la verità, di speranze non mi sembrava di averne molte. Però volevo vivere. La ricerca mi appassionava. Anche se sopra la lente del microscopio gli occhi allora non erano ancora i miei."

Una cosa emergeva chiaramente da quel dialogo: "Un abisso ci separava, davvero un abisso. Lei, la scienziata torinese, colta, elegante, raffinata, e io un tecnico precario, figlio di un pescatore calabrese, arrivato fin là ad allevare per lei le blatte." Ci volle un po' di tempo, ma quell'abisso venne colmato: Rita Levi Montalcini diventò per Luigi Aloe "una maestra eccezionale. Al posto dei canonici corsi di laurea, master e specializzazioni, ebbi l'insegnamento di una donna instancabile che, oltre al suo sapere, mi trasmise la sua passione, la curiosità assoluta con cui divorava la vita."

Il 1969 era stato un anno importante. L'allora presidente del CNR, Vincenzo Caglioti, decise di trasformare il Centro di neurobiologia nel Laboratorio di biologia cellulare e di organizzarlo in quattro reparti: si sarebbe occupato di neurobiologia, biologia molecolare, meccanismi di espressione genica e immunologia. Lo avrebbe diretto Rita Levi Montalcini che, con Pietro Angeletti e Pietro Calissano al suo fianco, aveva cominciato a selezionare un gruppo di lavoro che si sarebbe rivelato straordinario. La sede provvisoria del nuovo laboratorio era non lontano da Piazza del Popolo, nel cuore di Roma e del suo traffico già allora caotico. In quello stesso anno nella Washington University di St. Louis andava in pensione Viktor Hamburger, anche se avrebbe continuato a frequentare il laboratorio e a fare ricerca ancora a lungo, e in ottobre Salvatore Luria vinceva il Nobel per la medicina insieme ad altri due protagonisti del Gruppo del fago, Max Delbrück e Alfred Hershey, per le ricerche di biologia molecolare che avevano permesso di ricostruire la struttura dei virus e il meccanismo con cui si riproducevano. Nel nuovo Centro di neurobiologia si continuava a studiare il fattore di crescita delle cellule nervose per comprenderne il meccanismo d'azione e nel 1971 era stata pubblicata la struttura dell'NGF, ma la ricerca procedeva tra non poche difficoltà e in una certa solitudine.

"I risultati lasciavano molto perplessi ed erano di difficile interpretazione" e anche all'estero, dirà la stessa Rita Levi Montalcini, gli studi sull'NGF "avevano improvvisamente perso quota", i finanziamenti erano pochi e i mezzi scarsi, il gruppo di ricerca che aveva aggregato cominciava a disgregarsi, al punto che "molte volte mi chiesi in quegli anni se non fosse giunto il momento di desistere." Continuava ad avere la sensazione che la neurobiologia fosse "la Cenerentola delle discipline biologiche" e che continuasse a essere "disprezzata e ignorata da tutti", proprio come lo era quando aveva cominciato a occuparsene.

A difendere la ricerca sull'NGF anche negli anni più difficili, grazie al loro lavoro costante, furono Pietro Calissano e Luigi Aloe. Mentre Calissano continuava a studiare il meccanismo d'azione del fattore di crescita delle cellule nervose, Aloe studiava con Rita Levi Montalcini lo spettro d'azione di quella molecola. Di questo suo collaboratore silenzioso e riservato Rita Levi Montalcini aveva immediatamente ammirato la "straordinaria dedizione, le capacità tecniche e l'intuito scientifico". Il loro era un gruppo di lavoro carico di entusiasmo che, un po' per i pochi mezzi che aveva a disposizione e un po' per la novità dell'argomento che affrontava, suggeriva l'immagine di una piccola squadra di pionieri. In un certo senso, Rita Levi Montalcini era riuscita a trasmettere a tutti i suoi collaboratori l'impronta artigianale e avventurosa della sua primissima attività scientifica, quella che negli anni del laboratorio "alla Robinson" l'aveva messa sulle tracce della sua misteriosa creatura scientifica, l'NGF. Se questo aveva da un lato un effetto positivo sulla passione che sapeva trasmettere a chi lavorava con lei, dall'altro le rendeva molto difficile accettare che altri al di fuori del suo gruppo potessero condurre esperimenti su quella sua creatura.

Nel frattempo, la ricerca scientifica cominciava a mutare e la collaborazione internazionale stava diventando la nuova parola d'ordine, la regola senza la quale sarebbe stato difficile ottenere il più piccolo risultato. A rompere il ghiaccio era stata la fisica, che già nel 1954 aveva visto nascere a Ginevra il più grande laboratorio europeo per la fisica delle particelle, il Centro Europeo per la Ricerca Nucleare (CERN): era solo un esempio di come la ricerca si stesse orientando verso grandi progetti, focalizzati su temi molto ambiziosi e basati su grandi finanziamenti, che richiedevano una collaborazione internazionale. Allora la biologia stava appena muovendolo i primi passi in questa direzione, sulla grande spinta della scoperta della struttura a doppia elica del DNA, e nel 1990 sarà proprio la genetica a trascinarla nella Big Science con l'avvio del Progetto Genoma Umano. Il vento di cambiamento aveva già cominciato a farsi sentire negli anni Settanta e i giovani collaboratori di Rita Levi Montalcini cominciavano a respirarlo. Si rendevano conto, per esempio, che per studiare più a fondo la molecola dell'NGF sarebbe stato necessario conoscerne la sequenza genetica. "Noi non avevamo la tecnologia per fare l'analisi, così purificammo l'NGF nel nostro laboratorio e lo inviammo a Ralph Bradshaw, un biochimico americano che conoscevamo abbastanza bene" ricorderà Pietro Calissano. Bradshaw, che allora lavorava alla Washington University, sequenziò l'NGF insieme a un'allieva di Rita Levi Montalcini, Ruth Hogue Angeletti. Nell'anno seguente lo stesso Bradshaw, analizzandto sia la struttura sia le funzioni della molecola, sottolineò la somiglianza con l'insulina. "La pubblicazione di questo risultato irritò fortemente Rita: se l'NGF era simile all'insulina la sua scoperta sarebbe stata in parte oscurata" racconterà Calissano. "Rita contestava che una somiglianza strutturale non significava una analogia di attività biologica. In quella sua difesa dell'NGF c'era una sorta di passionalità sincera."

Per Rita Levi Montalcini l'NGF era la sua creatura, per quanto ammantata nel mistero, ed era difficile accettare che altri, al di fuori del suo laboratorio, potessero indagarne i segreti. In poche parole provava una sorta di gelosia nei confronti della "sua" molecola: era una delle debolezze di una donna che aveva saputo affrontare con coraggio tante difficoltà nella sua vita. Calissano ricorderà che "molto spesso è stato necessario aiutarla e difenderla sul piano scientifico e sociale. Inoltre, esprimeva un forte disappunto sul fatto che altri laboratori lavorassero sull'NGF, nonostante le ricordassi che altri studi sull'NGF avrebbero portato altro successo a chi l' aveva scoperto. Oltre al gruppo di Bradshaw studiavano l'NGF almeno altri due gruppi, uno era quello dello svizzero Hans Thoenen, dell'Università di Basilea, e il secondo era guidato dall'italiano Silvio Varon, che allora lavorava nell'Università della California a San Diego". In effetti, la scoperta che il fattore di crescita delle cellule nervose fosse una sostanza simile a un ormone apriva uno scenario completamente nuovo e assolutamente interessante, al punto da suggerire che quel filone di ricerca fosse giunto a una svolta fondamentale. Lo indicavano ormai diversi indizi, non ultimo il fattore di crescita dell'epidermide scoperto da Stanley Cohen: forse entrambe quelle insolite molecole facevano parte di una famiglia fino ad allora sconosciuta.

Allora più che mai per Rita Levi Montalcini era il momento di tirare fuori la grinta, ne aveva da vendere. Lo ricorderà molto bene il neurobiologo Lamberto Maffei, che l'aveva incontrata per la prima volta nel 1972 negli Stati Uniti, presso il Massachusetts Institute of Technology (MIT), e che in seguito le è stato vicino come amico e ricercatore: "Rita Levi Montalcini venne al MIT di Boston per fare un seminario sull'NGF. Benché fosse stata molti anni negli Stati Uniti, parlava inglese con un accento tipicamente italiano. Ricordo che l'aula era pienissima, al punto che molti studenti erano seduti per terra. In quel periodo l'NGF era ancora al centro di tante discussioni e tutte le discussioni al MIT sono feroci, si usa così: si contraddice per amore della dialettica scientifica. Ma Rita, che allora aveva sessantatré anni, era molto aggressiva. A un certo punto una delle tantissime domande si riferiva a un ricercatore che aveva avanzato dubbi e lei rispose: 'Di quel tipo lì non ho proprio voglia di parlare'." Al termine di quel seminario, ricorderà ancora Maffei, "era assediata da ricercatori e studenti, tanto che non riuscii a parlarle come avrei voluto. C'era stato solo il tempo di un saluto prima che andasse a cena con gli studenti, come si usava". Anche Maffei non poteva fare a meno di notare che "Rita aveva un atteggiamento 'aristocratico', distante; all'inizio con me aveva un rapporto formale, poi le cose sono cambiate".

Nel 1974 Rita Levi Montalcini aveva lasciato l'incarico alla Washington University per stabilirsi definitivamente in Italia. Aveva detto così addio a quella sorta di "paradiso della ricerca" che aveva trovato al suo arrivo negli Stati Uniti, dove invece avevano deciso fin dall'inizio di restare i suoi amici Salvatore Luria e Renato Dulbecco. Mentre in Italia si divideva fra il lavoro nel laboratorio e le difficoltà della burocrazia, nell'ottobre del 1975 arrivò la notizia del Nobel per la medicina a Renato Dulbecco. Era stato premiato con David Baltimore e Howard Martin Temin per avere scoperto il meccanismo con cui una cellula sana si trasforma in una cellula tumorale.

Per chiunque del gruppo di Rita Levi Montalcini avesse lavorato negli Stati Uniti, seppure per un breve periodo, non era semplice abituarsi alla routine del laboratorio in Italia, dove la burocrazia dava inevitabilmente e in ogni angolo segnali di sé, dalla mancanza di attrezzature ai tempi lunghi per ottenere anche le cose più semplici. Forse furono queste difficoltà a far decidere Pietro Angeletti, che nel 1976 lasciava il gruppo del CNR e salutava il sistema della ricerca pubblica per lavorare nel settore privato, in una grande azienda farmaceutica. Tre anni più tardi, nel luglio del 1979, Rita Levi Montalcini lasciava la direzione del Laboratorio di biologia cellulare "per raggiunti limiti d'età". Aveva ormai settant'anni e non avrebbe più potuto ricoprire quell'incarico, ma avrebbe continuato a frequentare il laboratorio come *guest professor* per dieci anni ancora. Nel frattempo, cominciava a rivestire anche altre cariche e tra queste una a cui teneva maggiormente era quella di presidente dell'Associazione Italiana Sclerosi Multipla (AISM), che aveva ricoperto dal 1983 e che l'aveva vista battersi moltissime volte in prima linea per sollevare l'attenzione pubblica nei riguardi della malattia e per sollecitare i finanziamenti alla ricerca per comprendere l'origine e mettere a punto terapie efficaci.

■ La lotta contro la sclerosi multipla

Iniezioni di veleno di serpente, impianto di cervello di maiale sotto la pelle dell'addome, lieviti endovena, vaccino russo erano fra gli inutili rimedi contro la sclerosi multipla ancora condotti fino agli anni Ottanta. Allora era noto che la malattia colpiva il sistema nervoso centrale in modo progressivo, privando le cellule del rivestimento che permette la trasmissione dei segnali elettrici, ma le sue cause erano del tutto ignote. "È una delle malattie più inquietanti della nostra società" dirà Rita Levi Montalcini nel 1983, accettando la presidenza dell'Associazione Italiana Sclerosi Multipla (AISM). Era l'inizio di un impegno che per molti anni l'avrebbe vista in prima fila sia nel sostegno della ricerca sulla malattia sia nell'impegno per la diagnosi precoce, la prevenzione e l'assistenza delle persone colpite e delle loro famiglie. Nel 1988 gli Stati Uniti annunciavano la sperimentazione del farmaco COP-1, che nei test preclinici aveva dimostrato di poter rallentare la progressione della malattia se somministrato precocemente. Tuttavia, nonostante i risultati incoraggianti, la ricerca con questo farmaco era proseguita a lungo senza che si comprendesse di preciso il meccanismo d'azione. Si cominciava a guardare con interesse anche alla terapia basata sull'interferone e la risonanza magnetica nucleare era considerata il migliore strumento per la diagnosi precoce. Nel 1989 l'AISM indiceva la prima Giornata nazionale per la lotta alla sclerosi multipla per raccogliere fondi

per finanziare la ricerca; in seguito sarebbe diventata la settimana dedicata alla sensibilizzazione sulla malattia.
Dal 1946 al 1989 oltre venti virus erano stati indicati come possibile causa della sclerosi multipla, ma per nessuno di essi era mai stata trovata una conferma. Nel 1990 arrivava dagli Stati Uniti la scoperta di un particolare tipo di cellule del sistema immunitario in grado di aggredire il rivestimento delle cellule nervose, la mielina, scatenando la malattia: era la conferma di quanto si sospettava da tempo, ossia che si trattasse di una malattia autoimmune, nella quale il sistema immunitario aggredisce lo stesso organismo cui appartiene. Si cominciavano contemporaneamente a studiare le caratteristiche genetiche delle persone colpite, alla ricerca di tratti comuni. A oggi non esistono ancora farmaci in grado di curare la malattia ed è possibile solo rallentarne la progressione.

Il 1983 era stato un anno importante anche per le sue ricerche: sul braccio corto del cromosoma 1 era stato identificato il gene che controllava la produzione di una molecola più grande dell'NGF biologicamente attivo, un precursore che i ricercatori chiamavano pro-NGF. Si dimostrava, inoltre, che era un gene molto antico dal punto di vista della storia dell'evoluzione biologica, considerando che si era conservato in specie molto diverse, dagli uccelli all'uomo: era una nuova conferma del ruolo importante e poco noto che quella molecola doveva svolgere. Rita Levi Montalcini se ne rendeva perfettamente conto quando, in quegli anni, affermava che "la sfida, sempre più stimolante, è adesso identificare a uno a uno gli altri pezzi del puzzle".

Capitolo 8

UN BRODO PER FESTEGGIARE

Poco prima delle tre di quel caldo pomeriggio del 13 ottobre 1986, davanti al portone della casa in via di Villa Massimo erano già arrivati i primi giornalisti. La notizia dell'assegnazione del Nobel a una ricercatrice italiana era stata diffusa quattro ore prima, ma in quegli anni i tempi della stampa erano molto più dilatati rispetto ai ritmi frenetici attuali. Da un momento all'altro i giornalisti delle agenzie di stampa, radio e televisione avrebbero potuto parlare con quella che era ormai diventata la scienziata più celebre d'Italia e Rita Levi Montalcini si preparava ad accogliere quella piccola folla curiosa che era venuta improvvisamente a invadere la tranquillità della sua casa.

Tutto era cominciato alle undici del mattino, mentre Rita era nella sua stanza, al centro della quale la scrivania era, come al solito, piena di libri colorati dalle piccole etichette che tenevano il segno. Stava leggendo un giallo di Agatha Christie, quando il telefono squillò. La chiamata arrivava da Stoccolma e annunciava che le era stato assegnato il Nobel per la medicina e che insieme a lei era stato premiato Stanley Cohen, il biochimico con il quale aveva lavorato a St. Louis nei sei anni più intensi della sua carriera scientifica. A Nashville erano le quattro del mattino quando il telefono di Cohen aveva squillato. "Essere svegliato nel pieno della notte di solito significa brutte notizie. Sono felice che per la prima volta nella mia vita una telefonata in piena notte abbia portato buone notizie" dichiarerà lo studioso.

Avevano ricevuto il Nobel per la scoperta dei primi due fattori di crescita: quello delle cellule nervose e quello dell'epitelio e avrebbero diviso il premio di due milioni di corone svedesi, l'equivalente di 400 milioni di lire. Erano passati più di trent'anni dalla scoperta dell'NGF, ma sembrava ieri: per tutto quel tempo Rita aveva continuato costantemente a seguire ogni progresso di quella sua misteriosa creatura, così affascinante, tanto studiata eppure ancora piena di misteri. Il premio, si leggeva nel comunicato stampa della Fondazione Nobel, era stato assegnato congiuntamente a Rita Levi Montalcini e a Stanley Cohen "per le loro scoperte dei fattori di crescita" e perché quella scoperta era "un esempio affascinante di come un osservatore esperto possa dare vita a un concetto a partire da un apparente caos".

■ I fattori di crescita

Il fattore di crescita delle cellule nervose (NGF) scoperto da Rita Levi Montalcini e il fattore di crescita dell'endotelio (EGF) scoperto da Stanley Cohen, premiati entrambi con il Nobel, sono i capostipiti di una famiglia numerosa e che oggi comprende centinaia di molecole. "Ogni anno se ne scoprono di nuovi e il loro numero è enorme, così come è fondamentale il loro ruolo" dichiarava Rita Levi Montalcini.
Alcuni dei fattori di crescita più noti sono quelli che favoriscono l'ormone della crescita, alcune cellule del sistema immunitario e lo sviluppo delle cellule mesenchimali, ossia le cellule staminali del midollo osseo addette alla produzione di cartilagine, ossa e grasso. Fattori di crescita erano stati isolati anche nei tumori e nelle cellule del tessuto connetti-

vo, i fibroblasti, e ne sono stati identificati anche numerosi nel cervello. In generale i fattori di crescita sono proteine importantissime perché essenziali allo sviluppo e al funzionamento delle cellule: ne guidano il processo di crescita e quello con cui si differenziano. Ad accrescere la loro importanza nella biologia c'è il fatto che i fattori di crescita si sono conservati nel corso dell'evoluzione, tanto da essere presenti in organismi molto diversi, come insetti, anfibi, piante ed esseri umani. Si è visto, inoltre, che la produzione anomala dei fattori di crescita è legata alla progressione di alcune malattie. Fra queste osservazioni, una delle più note riguarda il modo in cui il fattore di crescita endoteliale coinvolto nello sviluppo dei vasi sanguigni penetra attraverso il tessuto di un tumore, indicendo la crescita della rete di capillari che nutre il tumore stesso e lo aiuta a svilupparsi.
Al momento solo alcuni fattori di crescita sono diventati dei farmaci: è il caso dell'eritropoietina, che stimola la crescita dei globuli rossi e viene utilizzata per trattare alcune forme di anemia; fattori di crescita dei granulociti come il G-CSF (*Granulocyte Colony-Stimulating Factor*) e GM-CSF (*Granulocyte-Macrophage Colony-Stimulating Factor*) sono invece utilizzati per stimolare la produzione dei globuli bianchi nelle persone affette da tumore.

Dall'istante di quell'annuncio, a casa di Rita Levi Montalcini il telefono non aveva mai smesso di squillare, tra le congratulazioni di tanti colleghi e amici, le richieste di commenti e interviste da parte della stampa. Aveva deciso di ricevere nel pomeriggio un primo gruppo di giornalisti e l'indomani mattina, alle dodici, avrebbe tenuto una conferenza stampa presso il CNR. "Sono contenta perché all'epoca delle mie ricerche sul sistema nervoso questi studi particolari erano considerati senza futuro. Da pochi mesi, invece, il fattore di crescita delle cellule nervose sta dimostrando di avere un ruolo molto importante nei processi di sviluppo e di degenerazione del cervello" aveva detto al giovane giornalista che la intervistava per l'Agenzia ANSA, Giorgio Rivieccio.

Raccontando della sua scoperta non poteva fare a meno di ricordare la storia, a partire dal momento in cui le leggi razziali l'avevano costretta a lavorare in clandestinità nel suo laboratorio "alla Robinson", poi i lunghi anni negli Stati Uniti, il rientro in Italia e i nuovi sviluppi delle ricerche sull'NGF. A questo proposito pregava i giornalisti di ricordare i suoi collaboratori più vicini: Pietro Calissano, che presto fu nominato direttore dell'Istituto di neurobiologia del CNR, e Luigi Aloe, senza i quali i nuovi sviluppi della ricerca su quel misterioso fattore non sarebbero stati possibili. Quel riconoscimento, il più importante che la comunità scientifica internazionale potesse concedere, metteva improvvisamente fine a tanti anni di dubbi. Talvolta in passato le perplessità si erano fatte vive in modo dirompente, altre volte avevano insinuato dei dubbi sottili: in un modo o nell'altro non l'avevano mai abbandonata, forse fino a quel momento.

Rita Levi Montalcini, infatti, diceva ai giornalisti che erano intorno a lei, sul terrazzo decorato dai mosaici della gemella Paola: "Sono sempre stata molto scettica sull'importanza del ruolo del fattore di crescita nervosa nel sistema nervoso centrale dell'uomo, anche se gli studi sugli animali mostravano il contrario, ma non ho voluto mai azzardare un risultato. Avevo scoperto che il fattore di crescita nervosa era presente anche nelle ghiandole salivari dei topi e provocava una crescita superiore al normale di alcune fibre nervose. In realtà queste ricerche non vennero forse valutate pienamente all'epoca. Ora comincio a credere anch'io all'importanza della mia scoperta." Si azzardò anche a dichiarare che proprio gli studi condotti in Italia indicavano che l'NGF poteva avere un ruolo importante anche sul sistema ormonale e sullo scatenarsi dell'aggressività: "Ho avuto l'idea di questa correlazione durante una notte", aggiungeva osservando come il fattore di crescita delle cellule nervose fosse "presente in maniera particolare nei topi, che sono gli animali più aggressivi esistenti" e annunciando che avrebbe dedicato le sue prossime ricerche ad approfondire queste nuove implicazioni. Per il resto, commentava, "il Nobel non cambierà la mia vita. Continuerò a lavorare come ho sempre fatto e il ricavato lo devolverò in beneficenza e per aiutare i giovani studiosi di neurobiologia". Quella sera festeggiò con un brodo e un riso cinese, e poi andò a dormire. Che il Nobel non avrebbe cambiato la sua vita lo avrebbe ribadito anche l'indomani mattina, nella conferenza stampa affollatissima organizzata presso il CNR.

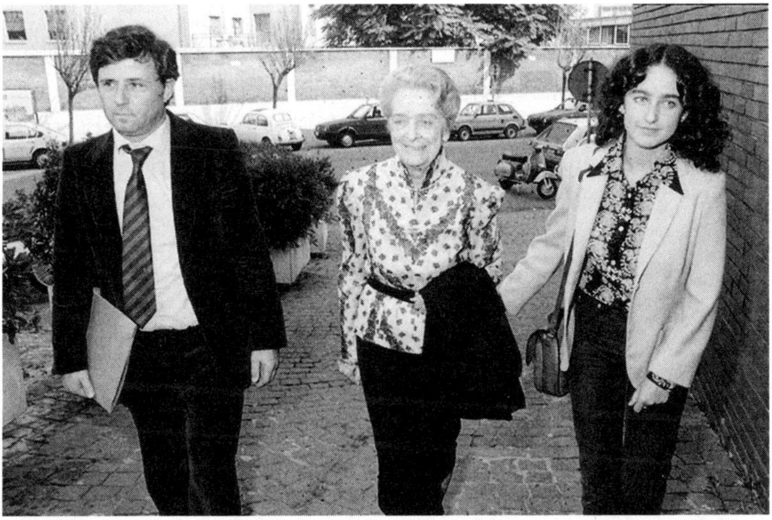

Figura 8.1 – L'arrivo di Rita Levi Montalcini alla conferenza stampa organizzata presso il CNR nell'ottobre 1986, all'indomani dell'annuncio del Nobel; accanto a lei Luigi Aloe e Ariela Böhm. Per gentile concessione dell'Agenzia ANSA.

Rita Levi Montalcini era già celebre, ma da quei giorni il suo aspetto minuto, l'eleganza dei suoi abiti e le onde della sua capigliatura grigia diventavano un'icona. Quando si presentò ai giornalisti, in un'affollatissima aula, era elegante come sempre. Parlava con una voce tranquilla e allo stesso tempo molto determinata, mentre dichiarava alla stampa di essere contenta soprattutto per l'impulso che questo riconoscimento avrebbe potuto dare alle ricerche di neurobiologia in Italia: "Temevo di dover chiudere gli occhi prima di veder riconosciuti questi studi. Ora, anche in Italia, possiamo fare molto."

In quel periodo Rita Levi Montalcini era in attesa della nuova sede dell'Istituto di neurobiologia del CNR, ma secondo l'ordinamento della ricerca pubblica italiana era una pensionata e pertanto non poteva ricoprire incarichi ufficiali. "Mi auguro che il CNR mi possa ospitare ugualmente" aveva commentato con una punta di ironia. Poi con amarezza aveva proseguito: "È doloroso ammetterlo, ma in Italia la mancanza di stimoli verso i ricercatori ha costretto a isolarli in piccoli gruppi, a farli lavorare individualmente. Negli Stati Uniti, invece, si lavora in gruppo: oggi è l'unica strada per raggiungere risultati di rilievo." Proprio a causa di questa logica, al suo rientro in Italia dagli Stati Uniti si era sentita "abbandonata". In molti "hanno preferito seguire altre ricerche", aveva aggiunto. "Speriamo che la ricerca italiana esca dai vincoli burocratici che finora ne hanno mortificato lo sviluppo. Gli scienziati non possono avere un trattamento da impiegati: bisogna premiare chi produce e punire chi non lavora."

Come accade per tutti personaggi pubblici, nascevano mille curiosità su Rita Levi Montalcini come persona, oltre che come ricercatrice. "Com'è Rita Levi Montalcini quando esce dal laboratorio? Quali sono i suoi interessi e le sue predilezioni?" chiedevano i giornalisti. A rispondere era stata la gemella Paola: "Non smette mai di studiare, talvolta ascolta musica classica per aiutarsi nel lavoro; fra gli scrittori italiani predilige Primo Levi, fra i pittori Burri. Abbiamo visitato, per esempio, l'ultima Biennale insieme, ma mi accorgo che Rita, nonostante il suo interesse, non ha la disponibilità mentale per approfondire i temi dell'arte. È tutta presa dalla scienza." Quell'ottobre del 1986 era stato davvero straordinario per Rita Levi Montalcini: nemmeno dieci giorni prima dell'annuncio del Nobel aveva ricevuto un altro riconoscimento importantissimo, il premio internazionale Alfred Lasker, e il 19 novembre 1986 era andata a ritirarlo a New York, nella Caspar Hall della Rockefeller University. Con lei c'era anche Stanley Cohen, che nel marzo di quell'anno aveva ricevuto dall'allora presidente degli Stati Uniti Ronald Reagan la medaglia nazionale della scienza. "Rita era ormai una celebrità. Era diventata una personalità, non solo scientifica ma politica; ha fatto molto in difesa dei giovani ricercatori" dirà di lei Lamberto Maffei. "Era un fiore all'occhiello e una gloria nazionale. A premiarla sono state la determinazione con cui, giovanissima, ha sfidato la giungla inesplorata delle ricerche sul sistema nervoso." In Italia l'allora presidente della Repubblica, Francesco Cossiga, l'aveva nominata "benemerita della scuola, della cultura e dell'arte" e lei lo aveva ringraziato con la voce resa roca dalla prima faringite della sua vita.

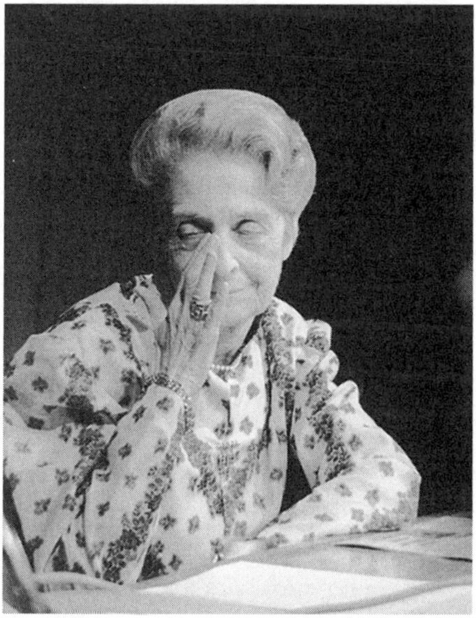

Figura 8.2 – Rita Levi Montalcini in un momento della conferenza stampa organizzata presso il CNR nell'ottobre 1986, all'indomani dell'annuncio del Nobel. Per gentile concessione dell'Agenzia ANSA.

Era ormai novembre e bisognava pensare ai preparativi per Stoccolma. Erano coinvolti tutti coloro che le erano più vicini su tutti i piani, dalla preparazione della conferenza scientifica alla scelta dell'abito. "Rita era sempre molto elegante e in quell'occasione teneva particolarmente a scegliere un abito adatto, ma era molto indecisa. Mia moglie Anna le consigliò di orientarsi su Capucci" racconterà Calissano. Più il giorno della consegna del Nobel si avvicinava, più la saga scientifica dell'NGF sfumava i suoi contorni nella fiaba. Il 6 dicembre Rita Levi Montalcini era a Fiumicino, in partenza per Stoccolma, in compagnia dei suoi più stretti collaboratori di sempre, Pietro Calissano e Luigi Aloe; con loro c'era Eliana Vigneti, che per molti anni ancora continuerà a dare un contributo di primo piano al mondo della ricerca prima di indirizzare diversamente la sua vita, diventando uno chef. Rita aveva voluto invitare tutta la famiglia di Calissano, Anna e i figli Mattia e Carlo, e naturalmente i suoi parenti. "Se penso a Stoccolma, all'eleganza di Rita Levi Montalcini, alla sua grazia, ammirata da tutti in quei giorni, che precedettero e seguirono il Premio Nobel, a me sembra ancora un sogno l'essere stato accanto a lei in quel tempo straordinario" scriverà Aloe in seguito.

All'indomani dell'arrivo a Stoccolma il primo impegno ufficiale era stata la conferenza stampa. I giornalisti erano arrivati numerosi nell'aula magna dell'Istituto Karolinska per conoscere da vicino la quarta donna alla quale veniva assegnato il Nobel per la medicina. Prima di lei erano state premiate Gerty Cori nel 1947, Rosalyn Yalow nel 1977 e Barbara McClintock nel 1983. "Gli scarafaggi vivranno 600 milioni di anni più dell'uomo, l'animale più imperfetto che esista sulla faccia della Terra, ciononostante non vorrei essere uno scarafaggio per salvarmi. Non dobbiamo disprezzarci: Dio ci ha fatti come siamo; io non cerco di essere perfetta, sono quella che sono" aveva detto ai giornalisti Rita Levi Montalcini. *Elogio dell'imperfezione* era anche il titolo dell'autobiografia che stava completando proprio in quei giorni. "Quello che l'uomo fa dipende dall'armonia tra il suo cervello razionale, altamente perfezionato, e le sue incontrollate emozioni, che non hanno niente di perfetto" commentava ancora con la stampa. Vicino a lei un sorridente Stanley

Cohen: "Non c'è nessun altro al mondo che avrei preferito aver qui con me oggi." La risposta di Cohen riecheggiava il suo motto dei vecchi tempi: "Tu e io siamo bravi, ma insieme siamo fantastici." Il successo sulla stampa internazionale fu enorme e il più importante quotidiano svedese, *Dagens Nyheter*, descriveva Rita Levi Montalcini come "una delicata, elegante e bella italiana, e nello stesso tempo una grande scienziata". Di ora in ora quell'atmosfera da fiaba si faceva tangibile, assecondata dalle tante piccole luci natalizie che non appena diventa sera fanno brillare ogni finestra di Stoccolma. Diventava sempre più esplicita la sensazione che Rita aveva avvertito fin dalla prima volta che aveva osservato le reti di gangli nervosi evidenziate dalla colorazione con l'argento, che aveva ritrovato ammirando la straordinaria aureola comparsa nei vetrini del laboratorio di Rio de Janeiro e che non poteva fare a meno di avvertire pensando ai tanti misteri della sua molecola. "Per lei si realizzava una favola" osserverà Calissano.

La sera del 10 dicembre nella Sala dei concerti di Stoccolma tutto era pronto e Rita Levi Montalcini era lì con Stanley Cohen, aveva vicino Pietro Calissano e Luigi Aloe. A sottolineare la magia di quell'evento c'era il suo vestito: un abito da sera in velluto di Roberto Capucci, lungo e con una breve coda, realizzato in amaranto, viola e verde, con maniche lunghe e strette ai polsi, il punto vita segnato da una fascia negli stessi tre colori. Rita racconterà come quella sera percepisse chiaramente, quasi fosse stata reale, la presenza di un personaggio da fiaba: "Avvolto in un mantello nero, l'NGF s'inchinò al re e per un attimo abbassò la visiera che gli copriva il viso. Ci riconoscemmo nella frazione di pochi secondi, quando vidi che mi cercava tra la folla che lo applaudiva. Rialzò la visiera e scomparve così come era apparso." Il Nerve Growth Factor non avrebbe potuto mancare a quell'appuntamento che, come dichiarava la stessa Rita Levi Montalcini, segnava la fine della sua "vita errabonda" e sanciva "la sua ammissione ufficiale nella comunità scientifica". Era stato quello il grande cambiamento arrivato con il Nobel e ai tanti giornalisti che avrebbero continuato a chiederle che cosa provasse per quel riconoscimento tanto importante rispondeva che l'autentico sale nella sua vita di ricercatrice era stato lavorare in laboratorio: "Ricevere il Nobel è stato piacevole, ma meno eccitante della scoperta." Dopo la premiazione Rita Levi Montalcini rimase in Svezia fino al 14 dicembre per una serie di conferenze sul futuro dell'uomo e della scienza, prima all'Istituto Karolinska e poi nell'Università di Lund, e per visitare alcuni laboratori e centri di ricerca. Incontri e conferenze si susseguirono innumerevoli, come la *laurea ad honorem* in Medicina da parte dell'Università di Buenos Aires nel 1987, la medaglia del College de France nel 1988 e nello stesso anno la *laurea ad honorem* in Scienze biologiche da parte dell'Università di Roma La Sapienza, insieme al genetista francese François Jacob. L'accoglienza in Italia era stata calorosa e il contrasto rispetto al passato quanto mai evidente: "Fino a quel momento il nostro piccolo gruppo di ricerca non aveva ricevuto i riconoscimenti che avrebbe meritato, solo dopo il Nobel cambiò tutto" osserverà Calissano.

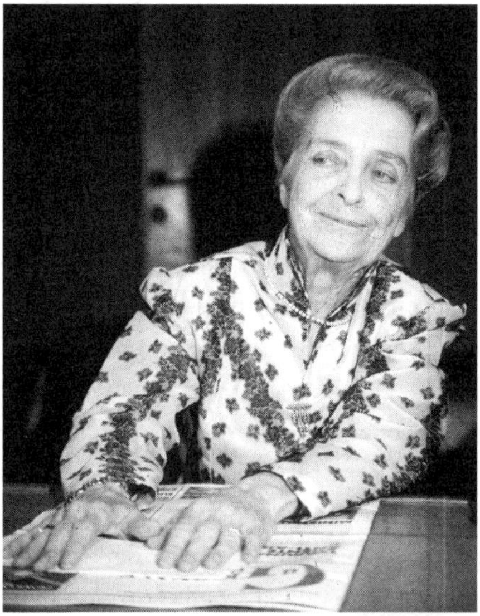

Figura 8.3 – Rita Levi Montalcini in un momento della conferenza stampa organizzata presso il CNR nell'ottobre 1986, all'indomani dell'annuncio del Nobel. Per gentile concessione dell'Agenzia ANSA.

Nel 1986 l'Istituto di neurobiologia veniva trasferito nel nuovo edificio di Viale Marx. Era un edificio accogliente, dove i colori dominanti erano il giallo e il blu e dove lo studio dell'NGF procedeva grazie al piccolo gruppo di dieci ricercatori diretto da Pietro Calissano. "I ragazzi di viale Marx" li aveva chiamati un quotidiano, pubblicando la loro foto. Rita Levi Montalcini era con loro e avrebbe continuato a esserlo nella veste di super-esperto, come indicava il nuovo contratto che le avrebbe assegnato il CNR e che avrebbe permesso di avere in Italia anche un consulente come Renato Dulbecco. In laboratorio si continuava a lavorare per capire quale fosse lo spettro d'azione del fattore di crescita delle cellule nervose e gradualmente del gruppo entrarono a far parte, accanto ai tecnici già operanti Delio Mercanti e Teresa Ciotti, Antonino Cattaneo e Andrea Levi, fisici convertiti alla neurobiologia. Scaduto nel 1997 il contratto, non rinnovabile, da super-esperto, Rita Levi Montalcini continuava a lavorare senza stipendio, conservando "l'uso della stanza di lavoro e lo chauffeur. Pago personalmente le segretarie che mi aiutano nella mia attività e altre spese" dichiarava. "Continuo a lavorare come ho sempre fatto, dalle cinque del mattino alle undici di sera, a maggior ragione in questo momento di straordinaria apertura scientifica." Nonostante tutto, Rita Levi Montalcini avrebbe continuato a dividere il suo tempo fra il laboratorio, dove la sua presenza continuava a essere un punto di riferimento, e i tanti incarichi che le venivano assegnati, come quello di presidente dell'Istituto dell'Enciclopedia Italiana, che la vedrà impegnata dal 1993 al 1998, ambasciatrice della FAO a partire dal 1999, membro dell'Accademia dei Lincei e dell'Accademia dei LX, prima donna a far parte della Pontificia Accademia delle Scienze, mentre continuava a portare avanti con passione anche il compito di presidente dell'Associazione Italiana Sclerosi Multipla.

Lamberto Maffei la ricorderà in un'attività perenne: "Continuava a viaggiare in tutto il mondo anche se la sua età era avanzata; era una persona che non si risparmiava mai. Era come se dicesse: 'Faccio questo e questo, guardatemi: sono ancora giovane.' Ma era un po' assediata da tante richieste." Alla fine degli anni Ottanta era stata chiamata a fare parte del Consiglio di Amministrazione della Montedison e in seguito, per i suoi rapporti di collaborazione con l'azienda Fidia, si trovò al centro di accuse secondo cui l'assegnazione del Nobel sarebbe stata facilitata da interferenze della società farmaceutica, attraverso pressioni sulla giuria. Accuse alle quali la stessa Rita Levi Montalcini aveva risposto osservando: "Definire prezzolato il mio Nobel significa distruggere la ricerca, che in Italia deve già affrontare tante difficoltà." La Fondazione Nobel aveva immediatamente chiarito che qualsiasi interferenza sarebbe stata impossibile, in quanto la scelta dei candidati al premio avviene nel corso di diversi anni e si basa sul parere di due-tremila scienziati di tutto il mondo. A ribadire la fiducia della comunità scientifica internazionale era arrivata in quel periodo la britannica Royal Society, che aveva voluto Rita Levi Montalcini fra i suoi membri per "gli altissimi meriti passati e per il suo attuale impegno nel settore della ricerca biomedica internazionale".

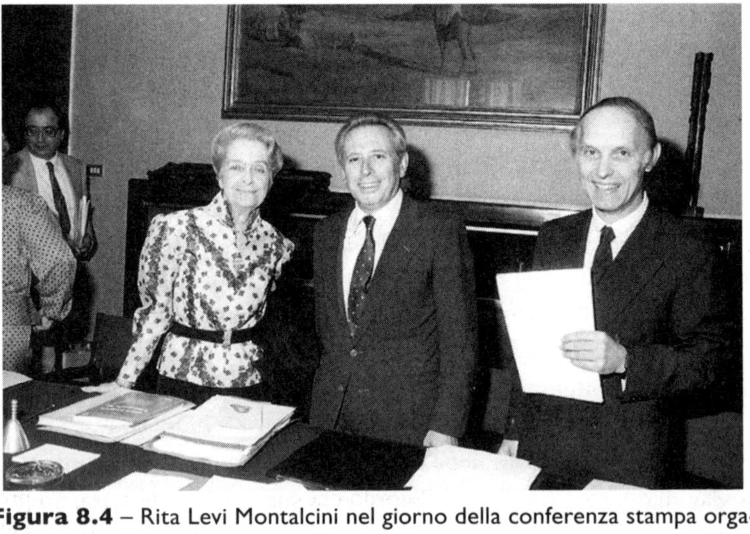

Figura 8.4 – Rita Levi Montalcini nel giorno della conferenza stampa organizzata presso il CNR, vicino all'allora Ministro della Ricerca, Luigi Granelli, e al presidente del CNR, Luigi Rossi Bernardi. Per gentile concessione dell'Agenzia ANSA.

Il primo agosto 2001, poi, si rivelò una giornata davvero speciale. "Eravamo nella sua stanza quando, poco prima dell'ora di pranzo, squillò il telefono" racconterà Piero Ientile, un vero e proprio punto di riferimento per Rita nella vita quotidiana: ha sempre offerto un valido sostegno a Rita Levi Montalcini per continuare a seguire tutti i suoi impegni con il ritmo incalzante di una volta, quando era più giovane e la vista non la tradiva. "Risposi, era il Quirinale, cercavano la professoressa e le passai il telefono. 'Certo che accetto, presidente, sono orgogliosa di questa nomina perché è un riconoscimento che mi viene dato dal mio Paese' la sentii rispondere." Così Rita Levi Montalcini replicava all'allora presidente della Repubblica Carlo Azeglio Ciampi e anche in pubblico il suo primo commento fu: "Questa nomina è per me di maggior piacere del premio Nobel perché viene dal mio Paese."

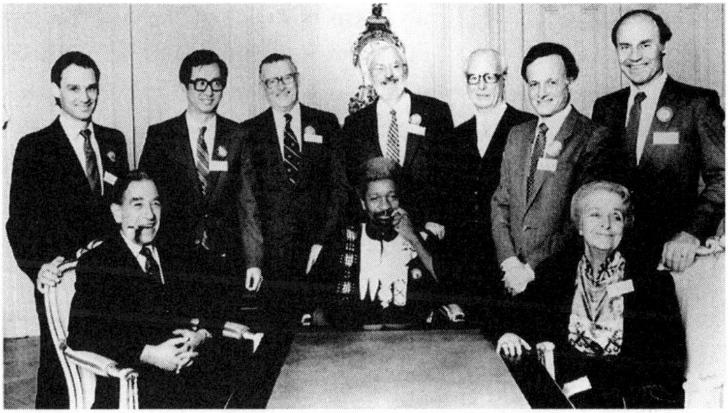

Figura 8.5 – I Nobel 1986 a Stoccolma. Dalla parte opposta a Rita Levi Montalcini il collega Stanley Cohen. Per gentile concessione dell'Agenzia ANSA.

Fin dalla prima seduta in Senato affrontò il suo nuovo incarico "con un forte senso di responsabilità. Ricordo che, nel 2007, nonostante la professoressa avesse ormai novantotto anni, durante la discussione della legge Finanziaria partecipò a 750 votazioni senza saltarne una, anche quando si doveva restare fino a tarda notte e durante gli intervalli rimanevo sempre al suo fianco, leggendole dei libri che sceglieva al mattino prima di uscire di casa, compresi quelli di poesia".

In ogni occasione e di fronte a qualsiasi pubblico, che si trovasse al cospetto di una platea di giovani o a una conferenza scientifica, ad affascinare tutti era il contrasto tra la sua figura fragile e la grande forza che la sua presenza sapeva comunicare, tanto che a qualche giornalista venne spontaneo confrontare quella determinazione a quella dell'allora "signora di ferro" della politica, il primo ministro britannico Margaret Thatcher. Così Rita Levi Montalcini diventava "la signora di ferro della scienza italiana". Chi la conosceva da vicino ed era accanto a lei in laboratorio e nella vita di tutti i giorni, come Pietro Calissano, sapeva però che in lei "c'era una sorta di divaricazione fra persona pubblica e privata. Trapelava dal suo comportamento un grande desiderio di piacere, di capire e di ottenere consenso più di quanto non fosse necessario, considerando il suo fascino e la sua personalità. Sosteneva di amare la musica classica e di ascoltarla spesso mentre lavorava ma di fatto, quando le regalai in più di un'occasione qualche sonata per pianoforte che avevo suonato da giovane proclamò la sua incompetenza oltre misura. Quando veniva a trovarci a casa, capitava che il nostro gatto le salisse sulle ginocchia e lei lo teneva in grembo e lo trattava come una sua creatura. Le piaceva accarezzarlo".

Molto probabilmente i suoi collaboratori più stretti sul lavoro sono stati anche i suoi amici più stretti. Con loro ebbe indubbiamente un legame molto profondo, anche se forse non sarebbe corretto dire che li abbia sentiti come dei figli. Per sua scelta Rita Levi Montalcini non aveva voluto sposarsi né mettere su famiglia e chi la conosceva bene, come Pietro Calissano, sapeva che "nella sua vita Rita aveva sacrificato tutto al lavoro di ricerca" e che "l'atto generativo di Rita fu quando portò alla luce l'NGF dimostrando la correttezza della sua ipotesi rispetto a quella di Viktor Hamburger". La stessa Rita Levi Montalcini aveva dichiarato a Calissano che "l'importante nella vita è il messaggio che mandiamo agli altri. Il messaggio può essere un figlio oppure un comportamento civile o sociale. La cosa fondamentale è fare bene il proprio lavoro". Una ricerca perfetta era come accudire a un figlio, da curare nei minimi dettagli: "Quante volte" ricorderà Calissano "abbiamo riscritto un articolo scientifico cercando le parole giuste!"

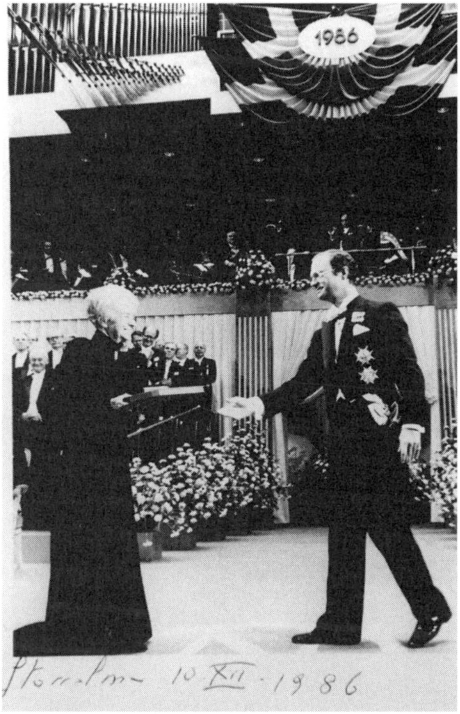

Figura 8.6 – La cerimonia di consegna del Nobel, a Stoccolma. Per gentile concessione dell'Agenzia ANSA.

Capitolo 9

IN DIFESA DELLA RICERCA

"Non avrei potuto sperare in una tappa della mia vita migliore di questa": il laboratorio nel quale Rita Levi Montalcini ancora lavorava aveva tutto il necessario per ottenere l'amplificazione del DNA, reagenti e quanto di meglio si possa sperare di avere a disposizione nel campo della biologia molecolare, ma lei era china sul microscopio come una volta e con gli stessi gesti di sempre insegnava ai più giovani a iniettare negli embrioni di pollo il fattore NGF che aveva scoperto nel 1951. Il laboratorio si trovava all'interno di un complesso di edifici moderni, alla periferia di Roma, che costituivano il polo della ricerca integrata. Lì avevano sede alcuni laboratori del CNR, della Fondazione Santa Lucia e dell'European Brain Research Institute (EBRI), l'istituto per le ricerche sul cervello che Rita Levi Montalcini aveva desiderato con tutte le sue forze e che sentiva come una sua creatura. "Rita teneva molto che l'EBRI si sviluppasse e lì trovavano spazio tanti giovani ricercatori, molti dei quali erano stranieri: americani, francesi e britannici. Lei faceva in modo che avessero tutti gli strumenti necessari ai loro esperimenti,, era un laboratorio internazionale" spiegherà Lamberto Maffei, che aveva vissuto da vicino l'avventura dell'EBRI come membro della Commissione di esperti dell'istituto. Lì lavoravano insieme neurobiologi, matematici e informatici e lì Rita Levi Montalcini voleva richiamare in Italia tanti ricercatori dall'estero. Nel 2004, per esempio, era stato individuato come direttore scientifico Emilio Bizzi, che rientrava dagli Stati Uniti, dal Massachusetts Institute of Technology (MIT). "Per qualche anno andò bene, su e giù fra Stati Uniti e Italia, ma poi ci fu qualcosa, qualche difficoltà con la burocrazia italiana e alla fine, stanco, Bizzi tornò negli Stati Uniti" racconterà Maffei.

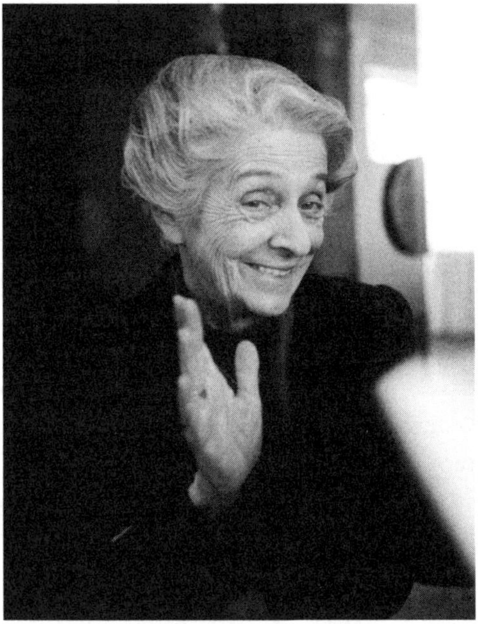

Figura 9.1 – Rita Levi Montalcini. Per gentile concessione dell'Agenzia ANSA.

La storia dell'EBRI è stata tutt'altro che semplice, ma realizzare un sogno non è mai una cosa scontata. Rita Levi Montalcini aveva voluto fortemente quel laboratorio e lo aveva immaginato fin da quando aveva deciso di rientrare dagli Stati Uniti: "Ero tornata in Italia con la speranza che i giovani avrebbero potuto avere nuove opportunità, cosa che non è avvenuta" diceva delusa e amareggiata. Immediatamente si era resa conto che realizzare il suo progetto non sarebbe stato per niente facile. Il confronto con gli Stati Uniti veniva spontaneo ed era doloroso. Lo aveva vissuto nel 1947 quando, dopo la clandestinità nella quale era stata costretta dalle leggi razziali, aveva conosciuto al di là dell'Atlantico un mondo completamente libero e in cui l'unica qualità importante era la competenza, senza contare il fatto che per un ricercatore avere a disposizione tutti gli strumenti e le attrezzature necessarie a un progetto non era l'eccezione ma la regola. Aveva vissuto il confronto fra il mondo della ricerca italiana e quella americana una seconda volta, se possibile in modo ancora più drammatico, al suo rientro in Italia. Già negli anni Sessanta si era resa conto che in Italia la ricerca scientifica era relegata a un ruolo di Cenerentola, ma era pronta a combattere insieme a "coloro che dimostrano di saper svolgere attività scientifica malgrado il caos ambientale, finanziario e politico nel quale operano". In quel periodo l'Istituto Superiore di Sanità, che avrebbe ospitato il suo laboratorio, era al culmine di una profonda crisi a causa della vicenda giudiziaria che vedeva coinvolto il suo presidente Domenico Marotta, alla guida dell'Istituto dal 1935. In quello stesso periodo veniva processato un altro ricercatore italiano, Felice Ippolito. Per lui, come per Marotta, alle accuse faceva da contraltare la solidarietà espressa a viva voce dalla comunità scientifica internazionale.

Un altro duro colpo alla ricerca italiana arrivava pochi anni più tardi, nel 1969, con lo smantellamento del Laboratorio Internazionale di Genetica e Biofisica (LIGB) di Napoli. Era stato inaugurato nel 1962 da uno dei più grandi genetisti italiani e internazionali, Adriano Buzzati Traverso. Oggi quel laboratorio è diventato l'Istituto di genetica e biofisica "Adriano Buzzati Traverso" del CNR, ma Rita Levi Montalcini era stata convinta fin dall'inizio che quell'episodio "avrebbe lasciato tracce indelebili negli sviluppi stessi della biologia italiana" ed era stata profondamente critica anche quando la protesta giovanile aveva prestato il fianco allo "strapotere conservatore all'interno dell'università" nel chiedere e alla fine ottenere che il LIGB venisse smantellato. Critici e sconfortati erano anche i due Nobel che Marotta aveva chiamato a lavorare all'Istituto Superiore di Sanità, il britannico Ernst Boris Chain e lo svizzero Daniel Bovet: entrambi, sulla scia di quegli avvenimenti, avevano deciso di lasciare l'Italia. Rita Levi Montalcini, invece, si preparava ad affrontare una lunga battaglia: avrebbe dovuto combattere quotidianamente contro la burocrazia e la scarsa attenzione della politica al valore e alle esigenze della ricerca; in più si sarebbe trovata a dover contrastare una crescente indifferenza, se non un'aperta ostilità, al pensiero scientifico. Voleva anche aiutare i giovani ricercatori e per questo nel 1992 aveva promosso la fondazione che portava il suo nome e il cui obiettivo era supportarli nella scoperta delle proprie attitudini e indirizzarli verso studi accademici o attività di "alto artigianato", anche attraverso borse di studio. La Fondazione Levi Montalcini fu presentata ufficialmente nel 1992 a Scandiano, in provincia di Reggio Emilia, per estendersi in seguito anche in altre regioni.

La terza, ma non ultima, battaglia di Rita consisteva nel dare alla neurofisiologia il ruolo che ormai le spettava: dei 150 istituti scientifici attivi a Roma a metà degli anni Ottanta nemmeno uno era dedicato allo studio del sistema nervoso. La lunga strada che avrebbe portato alla nascita dell'EBRI era cominciata proprio allora e sarebbe stata davvero molto lunga. Uno dei passi decisivi lo aveva fatto la stessa Rita Levi Montalcini nel 2001, lanciando la proposta di dare vita a quel grande laboratorio europeo dal convegno di Confindustria a Cernobbio. Quel centro, aveva detto, "è per me come l'ultimo canto del cigno, la cosa che ho sempre sognato. Non più ricerche scaglionate, disperse in città e Paesi diversi, ma un luogo capace di far incontrare i vari studiosi". La ricerca sul cervello, diceva ancora, "una volta era monopolio di anatomisti e comportamentisti, poi sono cadute le barriere e hanno cominciato a studiare il cervello anche fisici, chimici, informatici e biologi molecolari". Per questo l'EBRI nasceva, nel 2005, all'insegna del dialogo fra ricercatori provenienti da discipline molto diverse: non solo esperti di neuroscienze, ma anche biologi, fisici, chimici, psicologi e filosofi. "Dove potrei passare momenti migliori?" chiedeva quando si trovava nel suo laboratorio. La mancanza di fondi creava però seri problemi, che si sarebbero trascinati per anni e che nel 2009 avrebbero portato a una vicenda giudiziaria seguita dal commissariamento annunciato dalla stessa Rita Levi Montalcini, tra le perplessità che parte della comunità scientifica internazionale aveva espresso sulla rivista *Nature*. "Come potrei io stessa distruggere la mia creatura? Considero il commissariamento dell'EBRI non come una fase irreversibile verso una gestione burocratica e senza finalità internazionali, ma al contrario come un passaggio indispensabile per il suo rilancio a livello mondiale." Oggi la nuova sede della Fondazione EBRI si trova, quasi simbolicamente, nell'edificio accanto a quello che ancora oggi ospita l'Istituto Superiore di Sanità e dove nel 1963, in tre stanze del seminterrato, era nato il laboratorio di Rita Levi Montalcini.

Il cervello era per Rita il più affascinante degli organi e la chiave per comprendere tanti aspetti del comportamento dei singoli e della società: "Due sono le componenti cerebrali, quella cognitiva alla quale dobbiamo lo sviluppo della neocorteccia, e la componente emotiva, arcaica del nostro cervello, che è la paleocorticale." Per esempio, diceva, "ciò che capita durante i periodi totalitari con manifestazioni di isterismo collettivo, aggressività e ferocia, deriva dal fatto che ancora oggi, accanto a questo enorme sviluppo neocorticale cognitivo, domina la scena la paleocorteccia, cioè la componente limbica, aggressiva, del cervello. Siamo quindi in pericolo in quanto non c'è ancora la prevalenza razionale sulla componente emotiva del cervello". E per questo, aggiungeva, era necessario "rifiutare qualunque attacco alla scienza perché sarebbe stato un attacco all'*homo sapiens*". Più volte Rita Levi Montalcini si era scagliata contro ogni forma di oscurantismo. La sua difesa della scienza l'aveva portata a inserirsi nel dibattito politico, soprattutto quando nell'opinione pubblica si diffondevano timori nei confronti di qualche nuovo settore della ricerca. Era accaduto, per esempio, a metà degli anni Ottanta con lo sviluppo delle biotecnologie e delle tecniche alla base dell'ingegneria genetica: "Non sono pessimista; ritengo che finora non vi siano motivi di allarme, cioè di creazione di mostri che potrebbero danneggiare il futuro dell'umanità" osservava, aggiungendo che "questo non è un pericolo, né vicino né lontano." Era tornata su questo tema anche nel 1988, in occasione del vertice mondiale organizzato a Roma per organizzare il contributo italiano al Progetto Genoma Umano: "A tutt'oggi i vantaggi dell'ingegneria genetica sono immensi", "possiamo migliorare le conoscenze delle cause delle malattie e anche sperare che qualche malattia sia, se non guarita, certamente mitigata", mentre "è pericoloso mettere sotto processo la scienza."

Alla fine degli anni Novanta, quando a preoccupare era la possibilità di manipolare geneticamente l'uomo, dalla selezione di particolari caratteri genetici alla clonazione, Rita Levi Montalcini aveva dichiarato che si trattava di "un'eventualità del tutto assurda, considerando che non si riuscirà mai a manipolare l'incredibile quantità di geni che determinano le varie caratteristiche umane, tantomeno a livello morale e comportamentale". Era infatti convinta che "a creare i mostri e le nuove streghe non è la scienza, ma una cattiva divulgazione, poco aggiornata e approssimativa". Tanto più che, osservava, "la biologia e la genetica stanno per offrire all'uomo immense possibilità di conoscenza e di cura per molte malattie. Non credo proprio, invece, che permetteranno la creazione di mostri come Frankenstein". Nel mondo occidentale, aggiungeva, "si è venuta a creare una situazione difficile e si conclude che una delle colpevoli sia la scienza. Ma questo non è corretto; il colpevole, semmai, è il mal diretto impiego della scienza". La scienza, ne era convinta, si trovava "sul banco degli imputati non per sue colpe, ma per ignoranza" ed era quanto mai importante "non fare il gioco dei fin troppi movimenti antiscientifici che, già di per sé, rappresentano un pericolo enorme".

Rita Levi Montalcini è stata in prima linea anche durante il vivace dibattito sugli Organismi Geneticamente Modificati (OGM), quando nel 2001 l'allora ministro delle Politiche agricole, Alfonso Pecoraro Scanio, aveva proibito ogni tipo di ricerca sugli OGM. "L'antiscienza è pericolosa; sappiamo per certo che non c'è nulla privo di pericolo, ma le ricerche sui transgenici nell'alimentazione fino a ora non hanno dimostrato alcun rischio. Tuttavia, è certo, bisogna continuare a mantenere il controllo" aveva dichiarato. Si era battuta anche nel 2003 a Bruxelles, in occasione della moratoria europea sulle ricerche sulle cellule staminali embrionali, osservando che "le cellule staminali stanno aprendo nuovi scenari nella terapia di patologie del sistema nervoso centrale finora considerate irreversibili e incurabili". La scienza, diceva, "io la rispetto, non le si può mettere un lucchetto. Ci sono pericoli, sì, ma dobbiamo lasciare che la scienza proceda. Io mi sono data in pieno alla scienza e fortunatamente mai sul lato negativo. I pericoli esistono, bisogna fare attenzione, ma io ho fiducia". Era profondamente convinta che "l'attività scientifica, in quanto attività umana, è soggetta alla legge etica: la scienza non è un assoluto a cui tutto deve essere sottomesso, compresa la dignità dell'uomo. Se non è pensabile, né accettabile arrestare il progresso della ricerca scientifica, è tuttavia obbligatorio un controllo sull'uso e sulle modalità di applicazione delle scoperte scientifiche e tecnologiche: controllare ma non proibire". Era anche un modo per ripagare il suo debito con la scienza, poiché "la ricerca mi ha dato molto più di quanto potessi sperare". Per lei la vita era "un continuo imparare", saper riconoscere le cose importanti e dare valore al modo in cui ognuno affronta la sua vita.

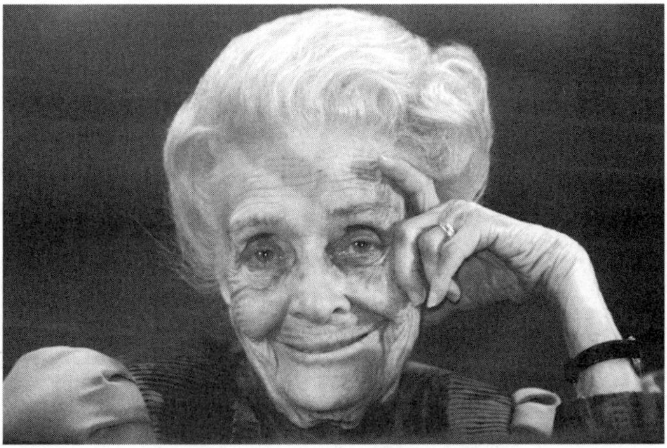

Figura 9.2 – Rita Levi Montalcini durante una lezione all'Università Sapienza di Roma. Per gentile concessione dell'Agenzia ANSA.

"Conoscendola, è capace di tutto" osserverà di lei il suo collaboratore Pietro Calissano nel periodo in cui Rita Levi Montalcini fu costretta ad alcune settimane di riposo per via di una frattura. "L'ho vista riprendersi da colpi molto più duri, come la perdita della sua sorella gemella Paola." Era accaduto il 29 settembre 2000: Paola aveva lasciato Rita un pomeriggio, nell'appartamento di via di Villa Massimo dove vivevano insieme da trentasette anni. Avevano entrambe novantun anni. La morte aveva spezzato un legame profondo che nasceva da una forte affinità. "Tra noi due non c'è alcuna differenza, perché il mio percorso scientifico e il suo percorso artistico nascono dalla stessa capacità intuitiva" dichiarò Rita parlando di sé e di Paola. C'era però una differenza: "Io ero più aperta e portata ai rapporti sociali, lei più chiusa." Forse era questo diverso temperamento, pensava, all'origine della diversa fortuna che le due gemelle avevano avuto nel lavoro. Mentre Rita si iscriveva alla facoltà di Medicina, Paola si dedicava alla pittura formandosi alla scuola di Casorati, diventando una pittrice e scultrice apprezzata da De Chirico, Argan e Gillo Dorfles. "Proprio per le sue inclinazioni artistiche lei si è realizzata prima di me: disegnava bene già a tre anni e io ero un po' triste perché non mi sentivo capace di niente. Poi io ho avuto più fortuna, ma anche se la invitavo a uscire dall'Italia, quando vivevo negli Stati Uniti, lei non lo ha mai voluto fare." Non era voluta partire nemmeno per Stoccolma, in quel dicembre 1986 in cui Rita e il suo NGF erano andati a ricevere il premio Nobel. La morte di Paola era stata così dolorosa da sopraffare perfino la malattia che lentamente avrebbe portato la vista di Rita a indebolirsi. "Il buio peggiore non è stata la mia malattia agli occhi, ma la morte di mia sorella" affermerà.

Ancora più minuta e gracile, i capelli ormai bianchissimi e mossi da un'onda inconfondibile, la voce un po' più incerta, Rita Levi Montalcini continuava a trasmettere quel senso di determinazione e coraggio che la rendevano ancora la signora indiscussa della scienza italiana. "Anche se sono stata colpita da maculopatia e ho perso tutti i dieci decimi della mia vista, mantengo uno stile di vita attivo: studio e viaggio spesso, facendomi aiutare da persone care." Le sue giornate cominciavano come sempre alle cinque del mattino, nel silenzio le piaceva pensare oppure lavorare, grazie alla speciale apparecchiatura che le permetteva ancora di leggere. Si rammaricava, però, di come un tempo le bastassero due ore per leggere un libro. "Adesso, invece, in due ore leggo sì e no una pagina, ma quella pagina ha una tale presa su di me che mi pare quasi positivo il fatto di non vedere più come prima." D'altro canto, il suo cervello funzionava "come a vent'anni", anche quando era sul punto di compierne cento. Non avrebbe voluto festeggiarli affatto, infastidita com'era dal clamore suscitato a ogni suo compleanno, invece si trovò nel turbine di una settimana di conferenze, convegni, celebrazioni e appuntamenti ufficiali. Fino ad allora i compleanni li aveva trascorsi quasi sempre in laboratorio, ma era chiarissimo che quello sarebbe stato molto diverso. "Mi difenderò" aveva detto scherzando. "La mia vita è tanto lunga e piena di splendide cose, ma quello che importa sono i valori" aveva dichiarato in occasione dell'incontro in suo onore organizzato dall'Accademia dei Lincei. In abito nero, aveva parlato a lungo con un entusiasmo e un'energia che avevano scatenato un interminabile applauso. Tanto che, quando tutto sembrava ormai finito, l'allora presidente dell'Accademia, Giovanni Conso, non poté fare a meno di prendere la parola per esprimere "un concetto che mi rotola nel cuore: questa donna è un prodigio".

■ Il cervello come una scacchiera

A Rita Levi Montalcini piaceva considerare il cervello come una scacchiera nella quale il re e la regina corrispondono alle strutture della corteccia cerebrale, ossia alla parte del cervello più evoluta e legata alle più alte funzioni cognitive. Gli altri pezzi, vale a dire alfieri, torri e cavalli equivalevano alle strutture più antiche lungo la scala evolutiva, come il talamo e l'ipotalamo, le cui mosse sono funzionali a quelle dei pezzi dominanti. Vengono quindi i pedoni, impersonati dai fattori di crescita, che hanno a disposizione innumerevoli mosse, ognuna delle quali deve rispettare regole precise. Quando questo non avviene le conseguenze possono essere negative per l'intero cervello, proprio come in una partita a scacchi è sufficiente una mossa sbagliata per decidere le sorti della partita. L'NGF non è certamente l'unico pedone presente sulla scacchiera: in sua compagnia ci sono molti altri fattori di crescita e ognuno di essi è importante nel modulare l'attività degli altri pezzi. Pur essendo i pezzi apparentemente meno importanti, hanno una grande importanza in ogni fase della partita e il fatto che siano mal collocati può portare alla sconfitta. In modo simile, affermava Rita, "nella scacchiera delle neuroscienze l'aver fatto luce sulle capacità dei pedoni ha aperto un nuovo capitolo nella conoscenza dei meccanismi cerebrali". Un capitolo, aggiungeva, che avrebbe potuto essere concluso soltanto dopo aver portato alla luce i tanti pedoni ancora sconosciuti e dalla funzione essenziale nella partita a scacchi delle neuroscienze.

Rita Levi Montalcini era convinta che il segreto della sua longevità fosse la "totale disattenzione" alla sua persona e questa sua filosofia di vita era ben espressa dalla frase che aveva scelto di incorniciare sulla sua scrivania e che il suo collaboratore Pietro Calissano ricorderà sempre: "Anni dopo il nostro primo incontro, quando la massima di Albert Einstein campeggiava sopra il bancone del suo laboratorio, ed era divenuta direttore del Laboratorio di biologia cellulare del Consiglio Nazionale delle Ricerche, un'altra frase si stagliava sulla sua scrivania ed era, questa volta, di Martin Luther King. Diceva che 'se un uomo non fa nulla per cui varrebbe la pena morire, non è adatto a vivere'." Questo "è un altro aspetto della personalità di Rita, quello che le ha fatto creare la Fondazione per l'Africa, che la vede in prima linea nelle battaglie civili, con la stessa passione con cui ha amato la scienza". La Fondazione realizzava un vecchio sogno di Rita Levi Montalcini, che a novantatré anni si preparava a realizzarlo con lo stesso entusiasmo che aveva da ragazza: "Non ero nata per fare lo scienziato, ma per andare in Africa ad aiutare chi ne ha bisogno" diceva, e "adesso, nell'ultima tappa della mia vita, esaudisco il desiderio di aiutare popolazioni sfruttate." L'obiettivo principale della sua Fondazione per l'Africa era favorire lo sviluppo e, soprattutto, era convinta che "dare una possibilità alle giovani donne del continente africano è un dovere per l'intero pianeta", favorendo l'accesso all'istruzione, da quella primaria a quella post-universitaria. "Ho cento anni e ritengo di lavorare con più intensità, anche a livello sociale." Era stato il coronamento di un altro sogno.

"La mia vita è tanto lunga e piena di splendide cose, ma quello che importa sono i valori" aveva dichiarato in occasione del suo centenario e l'unico regalo che davvero desiderava era un mondo che credesse nei valori etici e nella scienza, perché "senza scienza non c'è futuro". Non a caso, alla scienza aveva deciso di dedicare tutta la sua vita. Di lei il suo collaboratore Pietro Calissano dirà: "Aveva intuito, determinazione e carattere. Voleva il successo e ha coltivato la sua creatura per tutta la vita, facendo molte rinunce." Tuttavia, quando Rita paragonava la sua carriera scientifica a quella di tanti altri giovani, osservava che "oggi la competizione è forte ed è difficile emergere" e aggiungeva: "Per me è stato più facile, anche se passavo tempi difficili. Ma la mia fortuna era che non avevo paura di nulla, tutto passava sopra di me e non mi toccava, come l'acqua sulle penne di un'anatra."

Capitolo 10

UNA MOLECOLA MERAVIGLIOSA

"Ci aspettavamo un incontro di lavoro, invece prima Rita ci conduce ad ammirare i mosaici della pavimentazione della terrazza", quella bellissima terrazza decorata dall'arte di Paola e ricca di piante, come lo era ogni angolo della casa. "Poi ci attende un ottimo pranzo, a metà del quale si comincia a parlare di scienza, e Rita comincia a suggerire nuovi esperimenti da fare sull'NGF." A tavola, nella casa di Rita Levi Montalcini in via di Villa Massimo, c'erano Lamberto Maffei e Antonino Cattaneo; entrambi allora lavoravano all'EBRI, il primo come consigliere e il secondo come ricercatore. A preparare il pranzo era stata Giovanna, la persona che si prendeva cura della casa, oltre che della spesa e della cucina. Si chiamava come la governante che avevano avuto tanti anni prima a Torino, alla quale Rita era stata profondamente affezionata, al punto che sapendola malata aveva trovato la determinazione per sfidare la sua famiglia e studiare medicina.

"La professoressa e la sua gemella avevano piacere di ricevere persone; Giovanna preparava piatti squisiti e in abbondanza, particolarmente curati anche nel modo in cui erano presentati" racconterà Piero Ientile, che aveva incontrato per la prima volta le gemelle Levi Montalcini quando si erano appena trasferite a

Roma, nel 1963. Piero, che allora aveva diciassette anni, le aveva conosciute grazie a suo fratello Angelo, il quale iniziò a collaborare fin dal 1963 come aiuto tecnico di Paola. Ientile cominciò a frequentarle più assiduamente "quando l'artista Paola progettò e iniziò a realizzare le sculture cinetiche luminose, in plexiglass. Con il tempo il legame si è consolidato, al punto da trasformarsi da un rapporto di lavoro in un rapporto filiale. Entrambe ci dimostrarono da subito il loro affetto prendendosi cura di noi e delle nostre famiglie e con altrettanto affetto offrivamo la nostra piena disponibilità. Le parole che ci inorgoglivano particolarmente erano quelle che sentivamo riferire ai loro amici o conoscenti quando dicevano – abbiamo deciso di non sposarci e di non avere figli ma quelli che abbiamo scelto li abbiamo scelti bene". Piero Ientile è stato una presenza costante al fianco di Rita anche negli impegni in Senato e in laboratorio. "Ricordo inoltre le scorribande in libreria ad acquistare libri di vario genere, spesso anche in più copie da regalare agli amici. La sua curiosità la spingeva a leggere e ad aggiornarsi su tutto. La professoressa leggeva attraverso i nostri occhi a causa di una maculopatia che l'aveva privata di questa autonomia, mi riferisco anche alle persone che le sono state vicine negli ultimi anni, ciò ci ha offerto la possibilità di conoscere autori che certamente non avremmo mai letto."

Quel pranzo a casa Levi Montalcini con Maffei e Cattaneo era ottimo come tutti quelli preparati da Giovanna. Rita, abituata a un cibo semplice e al suo immancabile brodo vegetale, assaggiava appena, appagata dal vedere che tutti intorno a lei erano a proprio agio. Tra una portata e l'altra i discorsi diventavano via via più appassionanti e molto presto "l'entusiasmo è diventato contagioso e abbiamo continuato a parlare e a fare progetti" racconterà ancora Maffei. "Si parlava sempre di scienza e venivano fuori idee originali: 'Perché no?', 'Facciamo questo o quello?' e ancora idee sull'NGF." Era un periodo ricco di speranze per il futuro. Rita Levi Montalcini sapeva che "la molecola dell'NGF è formidabile" e in effetti a partire dai primi anni Novanta c'era stato un susseguirsi di nuove osservazioni e scoperte incoraggianti, tanto che lei, parlando in incontri pubblici delle sue ricerche, aveva dichiarato: "Non passa giorno o mese che non venga fuori qualche nuova capacità di questa molecola. Gli sviluppi possibili sono enormi." Era entrata nel vivo "la saga dell'NGF", come lei stessa aveva definito il susseguirsi delle ricerche sulla molecola. Aveva intitolato proprio così, *The Saga of the Nerve Growth Factor*, il libro in cui aveva raccolto gli articoli scientifici che avevano fatto la storia di quella "meravigliosa molecola". Il libro era stato pubblicato nel 1997 e, come tessere di un mosaico dal disegno sconosciuto, le scoperte sull'NGF portavano alla luce dettagli di un quadro sempre più complesso.

"L'NGF è molto più importante di quanto si creda nell'economia dell'organismo" dichiarava Rita Levi Montalcini. Quella molecola, che per tanti anni era stata implicata soltanto nello sviluppo di una parte del sistema nervoso periferico, cominciava a rivelarsi molto più importante. Innanzitutto ha mostrato l'esistenza di una nuova classe di molecole, chiamate fattori di crescita. Oggi si conoscono almeno un centinaio di fattori simili, che hanno azione su tutte le cellule dell'organismo. Penso che la scoperta dell'NGF si possa assimilare a quella del primo ormone o della prima vitamina. Fattori di crescita, ormoni e vitamine rappresentano nel loro insieme quello che i biologi definiscono "messaggeri extracellulari", sostanze che circolando nell'organismo fungono da sistema di comunicazione fra organi e tessuti. A questo proposito è bene ricordare che "fino ad allora le grandi conquiste della biologia erano state fatte con un approccio riduzionista, ossia studiando sistemi semplici come i batteri o la drosofila ed estrapolando quanto si scopriva a sistemi più complessi come mammiferi uomo compreso".

■ Riduzionismo e olismo

La scoperta del fattore di crescita delle cellule nervose ha segnato anche il punto di svolta di una riflessione sull'approccio allo studio delle neuroscienze e, più in generale, della biologia. Nel XX secolo la vita veniva studiata a partire dagli elementi più semplici per estrapolare le conoscenze agli elementi più complessi, come suggeriva l'approccio riduzionista che per tanto tempo aveva dimostrato di poter dare buoni risultati, garantendo il progresso della ricerca biologica. Basti pensare che grazie a questo approccio furono scoperti la struttura del DNA, la macchina molecolare addetta alla produzione delle proteine e quella che permette alle cellule di generare energia. Il paradigma che descriveva questo approccio era stato teorizzato fra gli anni Cinquanta e gli anni Sessanta dai biologi americani George W. Beadle e Edward Tatum.

La stessa scoperta del Nerve Growth Factor era nata da un approccio riduzionistico, ma a partire dagli anni Ottanta il riduzionismo era ormai obsoleto, come osservavano Rita Levi Montalcini e Pietro Calissano in un articolo scientifico pubblicato nel 2006. Senza un approccio di tipo olistico sarebbe impossibile comporre in un unico quadro le centinaia di geni e proteine coinvolti nella rete di eventi nei quali è coinvolto il fattore di crescita delle cellule nervose. Per Rita Levi Montalcini l'approccio olistico andava molto oltre la ricerca sull'NGF: "Oggi non ci sono più limiti tra biologia molecolare, neuroscienze e genetica. Le barriere fra queste discipline sono ormai cadute e le neuroscienze finiranno per incorporare tutte le cosiddette 'scienze dure', fisica e informatica comprese."

Con gli impressionanti avanzamenti della biologia si è sviluppata una strategia più sofisticata e complessa che la stessa Montalcini definiva una visione olistica, globale di un organismo, visione che lei stessa ha sostenuto e difeso con vigore e passione. Lo aveva fatto moltissime volte, rilevando come ci fossero valide ragioni per ritenere che l'NGF giocasse un ruolo importante anche nel regolare il sistema endocrino e quello immunitario. "L'idea di considerare il fattore di crescita delle cellule nervose come l'elemento che fa agire in sincronia i tre sistemi che regolano l'equilibrio dell'organismo è nata in una notte. È stata un'intuizione che mi ha permesso di raccogliere in un quadro unitario i tasselli isolati delle conoscenze sull'NGF" dichiarò in seguito Rita Levi Montalcini.

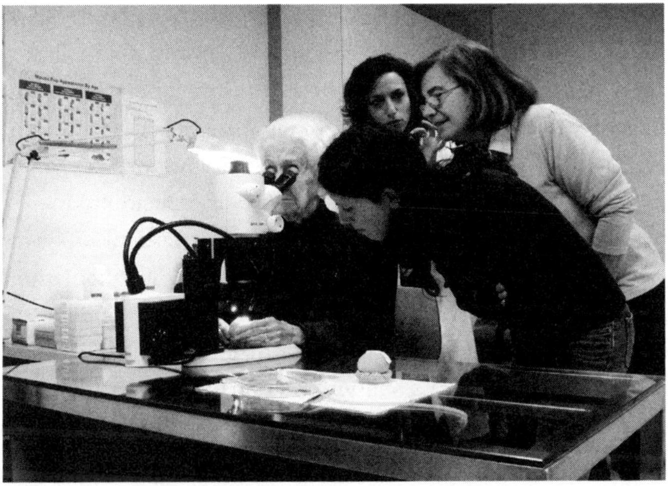

Figura 10.1 –Rita Levi Montalcini al lavoro all'EBRI. Per gentile concessione di Federico La Regina, EBRI.

Il suo sogno, però, era tutt'altro che teorico, perché grazie alle sue tante potenzialità la sua molecola avrebbe potuto aprire "possibilità di attacco a livello clinico per la cura delle malattie del sistema nervoso, come le demenze senili, del sistema endocrino e di quello immunitario". L'entusiasmo con cui parlava della sua "meravigliosa molecola" era trascinante: ascoltandola e osservandola, anche nella più breve e frettolosa delle interviste, riusciva a trasmettere la sensazione che la ricerca sull'NGF avesse raggiunto una zona di confine oltre la quale si trovava un terreno inesplorato e fantastico.

Era un entusiasmo capace di cancellare l'età e la stanchezza, che forse somigliava a quello che tanti anni prima aveva provato nel dare la caccia al suo misterioso fattore di crescita. Il suo stesso professore della Washington University, Viktor Hamburger, aveva definito la scoperta dell'NGF come "una rara combinazione di ragionamento scientifico, intuizione, caso e fortuna". Sicuramente, dopo tanti anni, il fattore di crescita delle cellule nervose non era più il misterioso personaggio avvolto da un mantello comparso nel bel mezzo della cerimonia di consegna del Nobel, ma per Rita Levi Montalcini non aveva perso l'alone leggendario che lo aveva reso così affascinante. Restava, in qualche modo, fiabesco: "È una molecola meravigliosa, che ho scoperto e studiato con l'aiuto di tanti." "È ricca di promesse non solo nella ricerca di base, ma nella ricerca clinica", un meraviglioso tuttofare importante tanto nello sviluppo dell'individuo quanto in quello della specie umana. Scoprire questo ruolo regolatore della molecola era stato possibile perché, spiegava Rita, "non ci siamo fermati al livello cellulare: abbiamo considerato l'organismo nel suo insieme, così come faceva la biologia del secolo scorso." Ancora una volta lo spirito di artigiana della ricerca aveva lasciato la sua impronta. La sua visione d'insieme era stata avvalorata ulteriormente dal fatto che, nel tempo, il fattore di crescita delle cellule nervose era stato scoperto in molte specie diverse, come mammiferi, uccelli, rettili, anfibi e pesci.

Nel frattempo, sul versante delle prime applicazioni sperimentali cominciavano ad arrivare risultati interessanti. Si era scoperto, per esempio, che il fattore di crescita delle cellule nervose era in grado di favorire la replicazione del virus HIV: era un primissimo passo verso la possibilità di comprendere un ruolo della molecola nelle complicanze neurologiche associate all'AIDS. Nel 1998 l'NGF si dimostrava un possibile aiuto nella cura delle ulcere della cornea nei primi test sull'uomo, nei quali erano stati arruolati dodici pazienti. "Fu proprio una ragazza calabrese la prima a essere curata per una lesione alla cornea" aveva scritto Aloe.

"Dentro di me ne fui felice" aveva aggiunto, raccontando che Rita Levi Montalcini in quell'occasione gli aveva scritto una cartolina indirizzata "a Luigi Aloe, il primo scienziato di Amantea". Chissà, i suoi collaboratori si chiedevano, se il segreto della straordinaria lucidità di Rita Levi Montalcini non fosse proprio nelle sue gocce per gli occhi, a base del fattore di crescita delle cellule nervose. Sapevano che non sarebbe stato possibile conoscere la risposta, ma quando il progredire della maculopatia le stava riducendo la vista, tutti i giorni Rita Levi Montalcini prendeva l'NGF sotto forma di gocce per gli occhi. "Diceva che era tremendo" ricorderà Calissano. "L'NGF, in effetti, è una molecola molto dolorifica perché stimola il sistema sensoriale che regola la percezione del dolore." Accanto a questa prima applicazione, altri progetti tendevano a misurare il livello dell'NGF in stati come la depressione e lo stress. A questo proposito nel 2005 la molecola era stata sperimentata anche nello spazio, in test condotti sull'astronauta Roberto Vittori durante la missione "Eneide". Una ricerca condotta nell'Università di Pavia aveva inoltre dimostrato che il livello dell'NGF giocava un ruolo anche nell'innamoramento e soprattutto nelle prime fasi se, come indicavano i risultati, era maggiore nelle giovani coppie, piuttosto che in quelle consolidate o nei single.

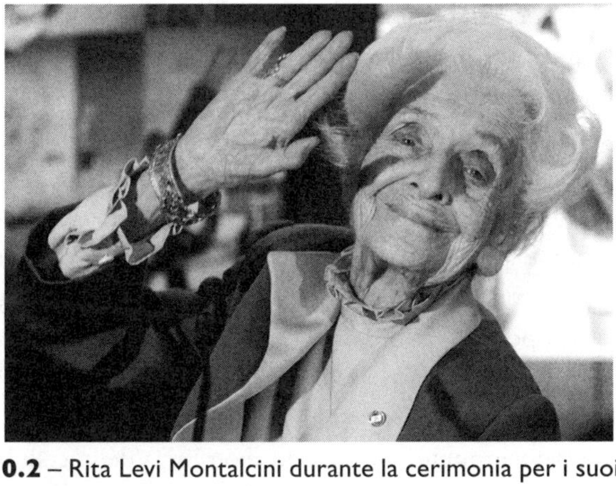

Figura 10.2 – Rita Levi Montalcini durante la cerimonia per i suoi 100 anni. Per gentile concessione dell'Agenzia ANSA.

Uno dei campi più promettenti per il fattore di crescita delle cellule nervose riguarda però le malattie neurodegenerative. Uno strumento fondamentale in questa direzione era stato il metodo, messo a punto nel 1992, che permetteva di misurare il livello di NGF nell'organismo, confrontando quello presente negli individui sani e in coloro che soffrivano di disturbi del comportamento, comprese le demenze. "All'inizio si pensava che questa molecola si limitasse ad agire sul sistema nervoso periferico, ma poi è emerso che svolge un ruolo importantissimo nel cervello" osserverà Calissano. Ad aprire questa prospettiva era stata la scoperta che l'NGF svolgeva un ruolo molto importante per la vita e la funzione del sistema colinergico, il cui funzionamento dipende dal neurotrasmettitore chiamato acetilcolina. Questa è il messaggero chimico che le cellule nervose rilasciano per comunicare fra loro e la scoperta che il fattore NGF è coinvolto in questo dialogo ha aperto prospettive affascinanti. Per questo motivo uno dei filoni di ricerca più promettenti nello studio del fattore di crescita delle cellule nervose riguarda una delle più comuni malattie neurodegenerative, il morbo di Alzheimer.

Alla possibilità di utilizzare l'NGF per contrastare i primi segni di perdita della memoria si era cominciato a pensare nel 2001, quando l'NGF sembrava in grado di bloccare la morte programmata delle cellule nervose che precede la formazione delle placche tipiche dell'Alzheimer. Dai primi anni 2000 negli Stati Uniti erano partire le prime sperimentazioni cliniche basate sulla somministrazione dell'NGF contro la malattia, ma con risultati solo parzialmente incoraggianti. Nel 2008 arrivava dall'Italia, ancora una volta dalla scuola di Rita Levi Montalcini, la prima dimostrazione che il fattore blocca la produzione della proteina beta amiloide, principale responsabile del morbo. La scoperta veniva pubblicata sulla rivista dell'Accademia delle Scienze degli Stati Uniti, PNAS, dal gruppo dell'Istituto di neurobiologia e medicina molecolare del CNR coordinato da Pietro Calissano e dal gruppo dell'EBRI guidato da Antonino Cattaneo. Due anni più tardi ancora il gruppo di Calissano all'EBRI metteva a punto un metodo di coltura delle cellule nervose che permetteva di riprodurre gli stessi danni prodotti dalla malattia di

Alzheimer: era una sorta di laboratorio vivente per sperimentare nuovi farmaci, compreso l'NGF. A Pisa, intanto, Cattaneo aveva ottenuto il primo modello animale dell'Alzheimer: erano topi che, privati del fattore di crescita delle cellule nervose, mostravano deficit della memoria simili a quelli provocati dall'Alzheimer e sono perciò un modello molto utile per testare nuovi farmaci.

Sempre sulla strada tesa a rendere più facile la sperimentazione, un altro gruppo italiano, quello dell'Università di Firenze guidato da Federico Cozzolino, aveva costruito in laboratorio una sorta di NGF in miniatura, una molecola composta da due soli amminoacidi anziché dagli oltre cento dell'NGF e per questo capace di attraversare la grande rete che avvolge e protegge il cervello, la barriera-ematoencefalica. Un altro risultato molto importante è stato ottenuto nel 2014, quando il gruppo di Cattaneo ha osservato per la prima volta in azione il meccanismo all'origine del morbo di Alzheimer e lo ha descritto sulla rivista *Nature Communications*. Il "segreto" della malattia era racchiuso nella cellula nervosa di un criceto: lì, per la prima volta, si è trovato il punto preciso in cui molecole composte da pochi frammenti di DNA (oligomeri) si combinano dando origine alla proteina beta amiloide, responsabile delle placche tipiche del morbo.

Grazie a questa ricerca, condotta in collaborazione con Giovanni Meli, dell'EBRI, e Roberta Ghidoni, dell'ospedale Fatebenefratelli di Brescia, è diventato possibile individuare un bersaglio più preciso per colpire l'Alzheimer. Si cominciava a pensare, per esempio, a sonde molecolari da scagliare come proiettili contro le piccole molecole che costituiscono i mattoni della proteina beta amiloide. Proiettili simili sono stati già messi a punto nel laboratorio di Cattaneo: sono anticorpi attivi nelle cellule. Attualmente, non si è ancora arrivati a risultati definitivi e non esistono farmaci efficaci contro la malattia, ma adesso gli obiettivi della ricerca sono più chiari. Secondo Calissano, "sappiamo che è sempre più importante dimostrare la funzione dell'NGF nei fenomeni cognitivi e nella memoria." "La memoria è infatti tra i primi sistemi colpiti dall'Alzheimer e, nei casi in cui questo fattore di crescita viene a mancare, la possibilità di ripristinarne i livelli potrebbe essere interessante." A questo proposito, sta emergendo sempre più chiaramente come la malattia sia solo indirettamente collegata all'NGF. Il gruppo di Calissano all'EBRI ha infatti scoperto che le cellule nervose del sistema colinergico muoiono quando vengono private dell'NGF; morendo, distruggono alcune proteine e contemporaneamente producono dei peptidi, ossia delle piccole catene di aminoacidi dall'effetto tossico per le altre cellule nervose. Si sta pensando allora di utilizzare degli anticorpi con i peptidi tossici come immunoterapia per curare l'Alzheimer. Il gruppo di Calissano dell'EBRI, con la guida di Giuseppina Amadoro, ha sviluppato un anticorpo monoclonale diretto contro uno dei peptidi killer dei neuroni, ora in fase di studi sperimentali per la cura del morbo di Alzheimer.. "Ci stiamo lavorando da dieci anni e adesso il nostro sforzo sta dando frutti molto interessanti. L'idea è di sferrare un doppio attacco alla malattia, con l'NGF e con l'anticorpo."

Per tutti questi motivi, era inevitabile fare progetti ogni volta che si parlava dell'NGF, come quel giorno a casa di Rita Levi Montalcini. Era presto per avere un'idea degli sviluppi futuri, ma era chiarissimo che sarebbero stati importanti. Basta soltanto considerare come, a tanti anni dalla sua scoperta, quella molecola continuasse ad affascinare e a suscitare tante domande sulle sue funzioni. Era lampante che aveva aperto una nuova pagina delle neuroscienze, una pagina così complessa e articolata che è ancora difficile riuscire ad averne un quadro complessivo. La complessità della ricerca è legata a doppio nodo alla complessità del cervello e ai suoi segreti, ancora numerosissimi, che su Rita Levi Montalcini avevano esercitato un fascino magnetico. "Ancora adesso proseguiamo la ricerca sull'NGF e con gli anni questo campo d'indagine è diventato sempre più importante nel mondo delle neuroscienze. All'inizio sembrava interessare solo certi tipi di cellule nervose, ma adesso fa pensare a una 'funzione organismica', un termine al quale Rita Levi Montalcini teneva molto" osserverà Pietro Calissano.

In un'epoca nella quale la conoscenza scientifica tendeva a specializzarsi, l'NGF andava ancora una volta controcorrente e contro i dogmi, presentandosi come una sorta di direttore d'orchestra implicato in molti processi fisiologici. "Sappiamo che questa proteina ha un ruolo vitale" diceva la stessa Rita Levi Montalcini. Anche per un altro dei suoi collaboratori più vicini, Luigi Aloe, la scoperta del fattore di crescita delle cellule nervose rappresenta "una pietra miliare nei processi che portano alla moderna biologia cellulare", anche perché "c'era un dogma allora da infrangere: l'NGF secondo le acquisizioni disponibili era una sostanza che agiva solo sul sistema nervoso, appunto il Nerve Growth Factor. E solo su quello periferico, neanche quello centrale." Che cosa sarebbe stato di questa molecola, quale ruolo avrebbe giocato nelle neuroscienze, qual è il suo destino scientifico? Per l'uragano Rita Levi Montalcini questi dubbi erano abbastanza. Abbastanza per passare ad altro. Eppure, se avesse funzionato sugli invertebrati, per questa molecola si sarebbero aperte nuove frontiere. Ogni progresso nella scoperta delle funzioni dell'NGF, ogni passo in avanti, per Aloe non fa che confermare quanto la Fondazione Nobel aveva scritto nel comunicato stampa che annunciava l'assegnazione del premio alla scoperta dell'NGF: "Un esempio affascinante di come un osservatore esperto possa dare vita a un concetto a partire da un apparente caos."

■ I segreti della mente

Conoscere in dettaglio il più complesso degli organi, il cervello, è un traguardo importante e decisamente ambizioso, ma Rita Levi Montalcini pensava già alla prossima grande sfida: scoprire i segreti della mente e del pensiero: "È una sfida più interessante che scoprire i segreti dell'Universo, perché l'Universo non ha coscienza, ma l'uomo sì." Era affascinata dalle discipline diverse dalla biologia e le piaceva parlarne a lungo con il suo caro amico Corrado Böhm,

matematico e informatico dell'Università La Sapienza di Roma, ma lo studio del cervello non aveva eguali in quanto a fascino: "Le neuroscienze hanno raggiunto le massime possibilità dal punto di vista della biologia molecolare e il prossimo sviluppo consisterà nell'andare alla ricerca dei meccanismi alla base della coscienza e della creatività dell'uomo."
La nuova sfida, era convinta, sarebbe stata "comprendere le basi della coscienza" e riuscire finalmente a "conoscere da vicino l'*Homo sapiens*". Per questo sarebbe stato necessario un approccio scientifico completamente nuovo: solo così sarebbe stato possibile "comprendere perché l'uomo sia così profondamente diverso da tutte le altre specie" e individuare le basi che hanno reso possibile "questo enorme salto di qualità" che corrisponde al "formidabile sviluppo della capacità creativa".

Che quella dell'NGF fosse una storia complessa lo avevano annunciato velatamente anche le scoperte nelle quali Rita Levi Montalcini si era imbattuta accidentalmente mentre inseguiva la sua molecola: la prima era stata, come abbiamo visto, quella della morte programmata delle cellule, l'apoptosi; l'altra era stata la scoperta delle cellule staminali, fra gli anni Quaranta e gli anni Cinquanta. "Abbiamo scoperto le cellule staminali molto prima che diventassero prime donne. Le chiamavamo 'taniciti' e avevamo notato che avevano la capacità di captare l'NGF ed erano molto ricettive nei confronti di questo fattore" diceva Rita Levi Montalcini. "Forse non sono mai stata una scienziata, ma un'artista, perché ho sempre affrontato studi e scoperte in una visione d'insieme."

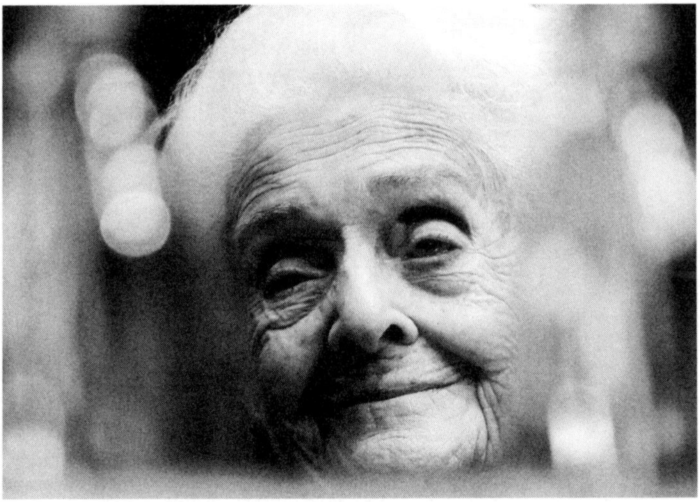

Figura 10.3 – Rita Levi Montalcini durante una conferenza stampa in occasione dei suoi 100 anni. Per gentile concessione dell'Agenzia ANSA.

Grazie a questa instancabile artigiana della ricerca i suoi collaboratori possono dire, come Calissano, di aver sperimentato "direttamente come ogni acquisizione importante cancelli un precedente paradigma, dentro il quale progressivamente si costruisce il sapere".

Terminato quel pranzo a casa di Rita Levi Montalcini, Lamberto Maffei e Antonino Cattaneo non riuscirono a tornare a casa subito. "Pensavamo che è proprio vero che la scienza è capace di spostarci dalle cose quotidiane al dominio del sogno e del pensiero puro" ricorderà Maffei. "Poi siamo andati in giro per le vie di Roma pensando che Rita è veramente grande."

BIBLIOGRAFIA

Capitolo 1

Intervista a Pietro Calissano.

M.V. Chao, "A Conversation with Rita Levi-Montalcini", Annual Review of Physiology, 2010, 72:1-13.

N. Ginzburg, *Lessico famigliare*, Einaudi, Torino 1963.

I. Hajj Hussein et al., "Once Upon a Microscopic Slide: The Story of Histology", Journal of Cytology & Histology, 2015, 6:377: https://www.omicsonline.org/open-access/once-upon-a-microscopic-slide-the-story-of-histology-2157-7099-1000377.php?aid=62840.

R. Levi Montalcini, *Elogio dell'imperfezione*, Baldini &Castoldi, Milano 2010.

R. Levi Montalcini, Biografia pubblicata in occasione della consegna del Nobel per la Medicina del 1986: https://www.nobelprize.org/nobel_prizes/medicine/laureates/1986/levi-montalcini-bio.html.

G. Musumeci, "Past, Present and Future: Overview on Histology and Histopathology", Journal of Histology & Histopathology, 2014: http://www.hoajonline.com/journals/pdf/2055-091X-1-5.pdf.

Capitolo 2

R. Dulbecco, *Scienza, vita e avventura*, Sperling&Kupfer, Milano 2001.

R. Dulbecco, Biografia pubblicata in occasione della consegna del Nobel per la Medicina del 1975: https://www.nobelprize.org/nobel_prizes/medicine/laureates/1975/Un -bio.html.

R.G. Harrison et al., *Observations of the Living Developing Nerve Fiber*, The Anatomical Record, 1907.

M. Jedrzejczak-Silicka, *History of Cell Culture*, Intech 2017: https://cdn.intechopen.com/pdfs-wm/53566.pdf.

R. Levi Montalcini, *Elogio dell'imperfezione*, Baldini&Castoldi, Milano 2010.

S. Luria, *Storia di geni e di me*, Boringhieri, Torino 1984.

M. Meloni, *Colture cellulari*, Aracne, Roma 2012.

J.S. Nicholas, R.G. Harrison, *A Biographical Memoir*, National Academy of Sciences, 1961.

M.W. Taylor, *Viruses and Man: A History of Interactions*, Springer International Publishing 2014.

Capitolo 3

M. Arndt, "Quantum physics meets biology", HFSP J. 2009 Dec; 3(6): 386-400.

M.V. Chao, "A Conversation with Rita Levi-Montalcini", Annual Review of Physiology 2010, 72:1-13.

M. Delbrück, interviewed by Carolyn Harding, July 14-September 11, 1978, Archives California Institute Of Technology, Pasadena 1978.

M. Delbrück, "A Physicist's Renewed Look at Biology – Twenty Years Later", Conferenza Nobel, 10 dicembre 1969.

R. Levi Montalcini, *Elogio dell'imperfezione*, Baldini&Castoldi, Milano 2010.

S. Luria, *Storia di geni e di me*, Boringhieri, Torino 1984.

G.S. Stent, "Light and life: Niels Bohr's legacy to contemporary biology", Genome 1989, 31(1): 11-15.

The Biographical Dictionary of Women in Science, Routledge, 2006.

Capitolo 4

M.V. Chao, "A Conversation with Rita Levi-Montalcini", Annual Review of Physiology, 2010, 72:1-13.

R. Dulbecco interviewed by Shirley K. Cohen, Archives California Institute Of Technology, Pasadena 1998.

I. Hajj Hussein et al., "Once Upon a Microscopic Slide: The Story of Histology", Journal of Cytology & Histology, 2015, 6:377; https://www.omicsonline.org/open-access/once-upon-a-microscopic-slide-the-story-of-histology-2157-7099-1000377.php?aid=62840.

R. Levi Montalcini, *Elogio dell'imperfezione*, Baldini&Castoldi, Milano 2010.

M. Monti, E. Battifoglia, C.A. Redi, *Staminali. Dai cloni alla medicina rigenerativa*, Carocci Editore, Roma 2015.

Capitolo 5

E. Battifoglia, *Vita sintetica. Breve storia degli organismi che non esistono in natura*, Hoepli, Milano 2017.

M. Delbrück, "A Physicist Looks at Biology", Transactions of The Connecticut Academy of Arts and Sciences, vol. 38, Dec. 1949, pp. 173-190.

V. Hamburger, "Viktor Hamburger", in L.R. Squire, "The History of Neuroscience in Autobiography", Washington DC, Society for Neuroscience, 1996, pp. 222-250.

V. Hamburger, R. Levi Montalcini, "Selective Growth Stimulating Effects of Mouse Sarcoma on the Sensory and Sympathetic Nervous System of the Chick Embryo", J Exp Zool 1951;116:321-362.

R. Levi Montalcini, *Elogio dell'imperfezione*, Baldini&Castoldi, Milano 2010.

R. Levi Montalcini, *Cantico di una vita*, Raffaello Cortina Editore, Milano 2000.

R. Levi Montalcini, *NGF: Apertura di una nuova frontiera nella neurobiologia*, Edizioni Theoria, Roma-Napoli 1989.

S. Luria, *Storia di geni e di me*, Boringhieri, Torino 1984.

Capitolo 6

L. Aloe, "Rita Levi-Montalcini: the Discovery of Nerve Growth Factor and Modern Neurobiology", Trends Cell Biol. 2004 Jul;14(7):395-9.

L. R. Angeletti, *Ho conosciuto Rita*, in *CuriosaMente. Ritratti inediti di Rita Levi Montalcini*, a cura di E. Alleva, P. De Castro, M. Taranto, Istituto Superiore di Sanità, Roma 2009.

S. Cohen, "Origins of Growth Factors: NGF and EGF", Journal of Biological Chemistry 2008 Dec 5; 283(49): 33793-33797.

S. Cohen, R. Levi Montalcini, "Purification and Properties of a Nerve Growth-promoting Factor Isolated From Mouse arcoma 180" Cancer Research 17 (1957), 15–20.

S. Cohen, Biografia pubblicata sul sito della Fondazione Nobel: https://www.nobelprize.org/nobel_prizes/medicine/laureates/1986/cohen-bio.html.

V. Hamburger, "Viktor Hamburger", in L.R. Squire, "The History of Neuroscience in Autobiography" Washington DC, Society for Neuroscience 1996, pp. 222-250.

V. Hamburger, "The History of the Discovery of the Nerve Growth Factor", Journal of Neurobiology 1993 Jul; 24(7):893-7.

R. Levi Montalcini, *Elogio dell'imperfezione*, Baldini&Castoldi, Milano 2010.

R. Levi Montalcini, S. Cohen, "In Vitro And In Vivo Effects Of A Nerve Growth-Stimulating Agent Isolated From Snake Venom", PNAS, 1956 Sep; 42(9): 695–699.

R. Levi Montalcini, H. Meyer, V. Hamburger, "*Vitro* Experiments on the Effects of Mouse Sarcomas 180 and 37 on the Spinal and Sympathetic Ganglia of the Chick Embryo", Cancer Research 1954, vol. 14, 1.

Capitolo 7

L. Aloe, *Cartolina illustrata*, in *CuriosaMente. Ritratti inediti di Rita Levi Montalcini*, a cura di E. Alleva, P. De Castro, M. Taranto, Istituto Superiore di Sanità, Roma 2009.

R.A. Bradshaw, W. Mobley, R.A. Rush, "Nerve Growth Factor and Related Substances: A Brief History and an Introduction to the International NGF Meeting Series", International Journal of Molecular Science, 2017.

Intervista a Pietro Calissano.

P. Calissano, *Una promessa appesa al muro*, in *CuriosaMente. Ritratti inediti di Rita Levi Montalcini*, a cura di E. Alleva, P. De Castro, M. Taranto, Istituto Superiore di Sanità, Roma 2009.

S. Cohen, "Origins of Growth Factors: NGF and EGF", Journal of Biological Chemistry, 2008 Dec 5; 283(49): 33793-33797.

S. Cohen, *Epidermal Growth Factor*, Nobel lecture, 8 December 1986: https://www.nobelprize.org/nobel_prizes/medicine/laureates/1986/cohen-lecture.pdf

Intervista a Lamberto Maffei.

R. Levi Montalcini, *Elogio dell'imperfezione*, Baldini&Castoldi, Milano 2010.

R. Levi Montalcini, NGF*: Apertura di una nuova frontiera nella neurobiologia*, Edizioni Theoria, Roma-Napoli 1989.

Capitolo 8

Interviste all'Agenzia ANSA.

L. Aloe, *Cartolina illustrata*, in *CuriosaMente. Ritratti inediti di Rita Levi Montalcini*, a cura di E. Alleva, P. De Castro, M. Taranto, Istituto Superiore di Sanità, Roma 2009.

Intervista a Pietro Calissano.

Intervista a Piero Ientile.

R. Levi Montalcini, *Elogio dell'imperfezione*, Baldini&Castoldi, Milano 2010.

Capitolo 9

Interviste all'Agenzia ANSA.

P. Calissano, *Una promessa appesa al muro*, in *CuriosaMente. Ritratti inediti di Rita Levi Montalcini*, a cura di E. Alleva, P. De Castro, M. Taranto, Istituto Superiore di Sanità, Roma 2009.

R. Levi Montalcini, *La galassia mente*, Baldini&Castoldi, Milano 1999.

Capitolo 10

Interviste all'Agenzia ANSA.

L. Aloe, "Rita Levi-Montalcini: the Discovery of Nerve Growth Factor and Modern Neurobiology", Trends Cell Biol, 2004 Jul;14(7):395-9.

Intervista a Pietro Calissano.

S. Cohen, "Origins of Growth Factors: NGF and EGF", Journal of Biological Chemistry, 2008 Dec 5; 283(49): 33793-33797.

Intervista a Piero Ientile.

Intervista a Lamberto Maffei

R. Levi Montalcini, P. Calissano, "The Scientific Challenge of the 21st Century: From a Reductionist to a Holistic Sproach Via System Biology", in BMC Neuroscience, 2006, 7 (Suppl I).

R. Levi Montalcini, *The Saga of the Nerve Growth Factor: Preliminary Studies, Discovery, Further Development*, World Scientific Series in 20th-Century Biology. Singapore 1997.

RINGRAZIAMENTI

Nello scrivere la biografia di un grande personaggio come Rita Levi Montalcini ho cercato di raccontare in parallelo il suo percorso umano e il suo percorso scientifico, ricostruendo il clima e le idee che hanno indirizzato entrambi. Per quanto riguarda le vicende personali ho deciso di attenermi a quello che la stessa Rita Levi Montalcini ha scritto di sé nella sua autobiografia *Elogio dell'imperfezione* e nelle lettere inviate alla famiglia, da lei stessa raccolte nel libro *Cantico di una vita*.

Nel ricostruire il suo pensiero scientifico e il contesto in cui maturavano le sue teorie e venivano condotti gli esperimenti ho invece attinto dalla letteratura scientifica, ma questo racconto non sarebbe stato completo senza la disponibilità e la testimonianza diretta di alcune delle persone più vicine a Rita Levi Montalcini.

Ringrazio Pietro Calissano per il tempo che mi ha dedicato e per la sensibilità con cui ha saputo rievocare immagini e ricordi e ricostruire momenti cruciali del loro lavoro di ricerca, permettendomi di descrivere in modo vivido una delle pagine più interessanti della storia delle neuroscienze.

Ringrazio inoltre Lamberto Maffei e Piero Ientile per la loro grande disponibilità e il prezioso contributo.

Un grazie infine all'agenzia giornalistica ANSA, che ha messo generosamente a mia disposizione i suoi ricchissimi archivi di notizie e immagini.